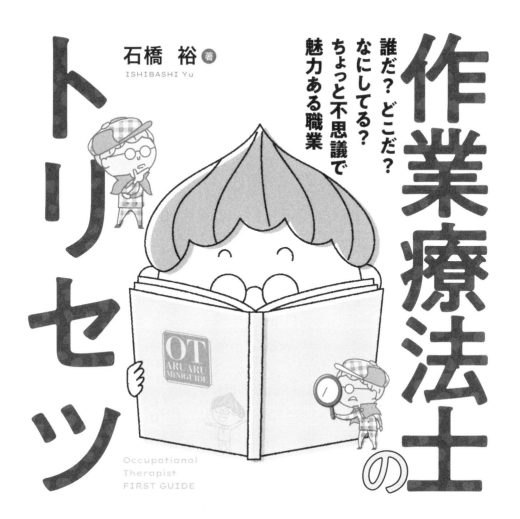

作業療法士のトリセツ

誰だ？どこだ？
なにしてる？
ちょっと不思議で
魅力ある職業

石橋 裕 著
ISHIBASHI Yu

Occupational
Therapist
FIRST GUIDE

クリエイツかもがわ
CREATES KAMOGAWA

Prologue

　本書は、作業療法士になってみようかなと思っている人、作業療法士（あるいは学生）として将来に悩んでいる人、作業療法士と一緒に仕事をしてみたい人向けに執筆しました。

　私が勤務する大学では、卒業研究発表会に高等学校の先生をお招きする企画を実施しています。初めて参加された高校の先生は、「作業療法ってこんなこともやっているんですね！」と感想をおっしゃってくださいます。そのような感想はとてもありがたいのですが、同時に作業療法士があまり知られていないことも痛感します。そこで、私はこの本を執筆するにあたり、等身大の作業療法士を紹介できるよう心がけました。

　等身大の作業療法士像を伝えるとなると、当然ながら作業療法士として困ったエピソードもたくさんあるため、それらを伝えることも大切ではないかと思いました。作業療法士だけが知るエピソードもたくさんありますので、諸先輩方から怒られるかなとヒヤヒヤしつつも「作業療法あるある」としてまとめました。おそらく、このようなことをわざわざ書いた本はなかったのではないかと思います。

　この本のもうひとつの特徴として、これまでの本では作業療法士をやっていてよかったことだったり、仕事としての魅力だったりが盛りだくさんに書かれていますが、この本にはそういった魅力を語ったパートがあまりありません。作業療法を行っていると心を動かされることもたくさんあるのは事実ですが、そういった内容も含まれていません。どちらかと言えば、普段、作

業療法士が取り組んでいることを淡々と報告した内容となっていると思います。だからこそ、作業療法士を目指したり、一緒に仕事をしてみたいと感じてもらえたらと思っています。すでに、作業療法士にとっては、別の世界に飛び込んでいくきっかけになればと思っています。

　本書を執筆するにあたり、大変多くのみなさまが本書の主旨に賛同し、インタビューに協力してくださいました。また、私の研究室のメンバーには内容に行きすぎがないか見守ってもらいました。そして、家族で共同研究者でもある石橋仁美氏、徳川家康が大好きな息子には批判的検証を毎度行ってもらいました。みなさまに感謝申し上げます。

　最後に、なかなか執筆しない私を見守ってくださった株式会社クリエイツかもがわの田島英二社長、菅田亮氏、岡山県学童保育連絡協議会会長の糸山智栄氏、この企画を立ちあげてくださった小林隆司・兵庫医科大学教授に深謝いたします。本書が読者のみなさんに少しでもお役に立てたらうれしいです。

　　2024年10月

東京都立大学 健康福祉学部
作業療法学科 准教授
石橋　裕

CONTENTS

Prologue　　　　　　　　　　　　　　　　　　　　　　3

Part 1
はじめまして！作業療法士です　　　9

Chapter 1　みなさん、作業療法士を知らないでしょう？　　10
Chapter 2　作業療法士はどこにいる？　　12
Chapter 3　作業療法士には、いつ出会う？　　14
Chapter 4　なぜ作業療法士は、いるの？　　16
Chapter 5　作業療法士ミニヒストリー　　18

Part 2
今こそ世間に伝えたい！
作業療法士あるある　　　21

🎓 作業療法士なら一度は経験する OT あるある　　22

Episode 1
「作業療法って何？」と聞いても答えられない作業療法士　　24

Episode 2
理学療法士と言われ、たまに修正を怠る作業療法士　　27

Episode 3
美容室で「仕事何してるの？」に答えるのがめんどうな作業療法士　　30

Episode 4
作業療法士を知っていると、なぜ知っているのか詮索する作業療法士　　33

Episode 5
他学科から「授業、楽しそうだね」と言われ、イヤミに感じる作業療法学生　　36

Episode 6 作業療法士を応援してくれる熱烈サポーターが存在する	39
Episode 7 進路を相談するとき、作業療法を知っている人がいない	42
Episode 8 作業療法士は、作業療法士である見分けがつく	45
Episode 9 作業療法士には便利グッズ好きが多い	48

Part 3
明日から使いたい！作業療法士の目の付け所　51

Chapter 1	行動を変えたいなら、行動だけを見る	52
Chapter 2	日常生活は、量より質、遊びか仕事か	54
Chapter 3	活動の難易度を見極め、調整する	57
Chapter 4	道具や材料の使い方は、常識に捉われないこと	62
Chapter 5	活動ごとにステークホルダーを見つける	65
Chapter 6	紙コップタワーの可能性を引き出す	68
Chapter 7	お風呂はお風呂であって、お風呂ではない？	71

Part 4
作業療法士はこんなことをやっています！　75

Chapter 1	洗濯物の干し方、オーダーメイド承ります	76
Chapter 2	自動車運転の再開は、再開しないことでもある	81

Chapter 3	メイクアップで一番難しいのは「非利き手側のマスカラ」	85
Chapter 4	絵が苦手な小学生、色鉛筆を使わないといけませんか？	88
Chapter 5	みんなの旅行プラン、提案いたします	91
Chapter 6	小学校の席替えを手伝います	94
Chapter 7	料理よりも栄養の摂取方法を学ぼう	97

Part 5
転職しちゃった人たち！
私たちがハマった作業療法の魅力

101

	作業療法士は楽しいですか？ やりがいはありますか？	102
Chapter 1	自衛隊から作業療法士へ	104
Chapter 2	設計関係から作業療法士へ	108
Chapter 3	アパレル業界から作業療法士へ	111

Part 6
実は職域拡大中！ 医療業界ではない
世界で活躍する作業療法士

115

	作業療法の知識は他の業界でも役にたちますか？	116
Chapter 1	人材派遣会社で活躍する作業療法士	118
Chapter 2	自治体で活躍する作業療法士	121
Chapter 3	醸造所と飲食店を経営する作業療法士	124
Chapter 4	美容関連分野で活躍する作業療法士	128
Chapter 5	研究所で活躍する作業療法士	133

Part 7
10年後の作業療法士はこうなる！ 137

Chapter 1	相変わらず作業療法士はマイナーだが、知っている人の数は微増している	138
Chapter 2	病院以外の領域でも健康づくりをサポートしている	141
Chapter 3	作業療法士は、作業を分析できればどこに行っても活躍できる	144

たまねぎOTミニコラム

- 「OTって？」 26
- 「病院でOTの給料は他の専門職より安い？」 29
- 「作業療法士は国際的に活躍できる」 32
- 「作業という言葉に敏感」 35
- 「養成校の教員になるためには何をしたらよいか」 41
- 「受験までに経験や体験しておいた方が良いこと」 44
- 「世間が異常に狭いことがある」 47
- 「作業療法士に腰痛問題はあるのか？」 107

Part 1

はじめまして！
作業療法士です

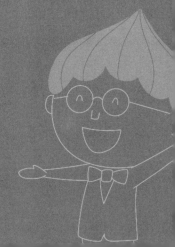

Chapter 1

みなさん、作業療法士を知らないでしょう？

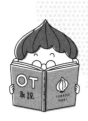

　まずは、この本を読もうと思っていただいたみなさんに、感謝いたします。みなさんは、どうしてこの『作業療法士のトリセツ』を読んでみようと思われたのでしょうか。この本は、モラトリアム状態にある人や将来作業療法士になりたい人、作業療法士を活用してみたい人のためにつくりました。みなさんは、そのいずれかでしょうか、それとも興味本位でしょうか。

　作業療法士はとても変わった集団です。みなさんは、自分がどんな仕事をしているのか説明することが「できない」人々を見たことがあるでしょうか。もし、みなさんの周りに作業療法士がいるようであれば、ぜひ「作業療法士ってどんな仕事？」と尋ねてみてください。問いかけられた大半の作業療法士は、自分の仕事を紹介できずに悩んでしまいます。そして、がんばって説明しようとあれこれ話し始めますがうまく説明できず、結局は「リハビリのひとつ」としてまとめてしまうでしょう。ここで面白い点は、実は作業療法士の誰もが「**作業療法士＝リハビリのひとつではない**」と感じているにもかかわらず、なぜか「リハビリのひとつ」と回答してしまっているのです。その背景には、作業療法士が取り組んでいることが異常なほど多いため、何を取り出して説明したらよいのかわからないことに起因しています。作業療法士は自分の仕事を上手に説明できませんが、その仕事の多様さに魅了され、生

業としているわけです。

　このような、ある意味カオスな作業療法ですが、作業療法士の魅力が伝わる方には伝わるようで、作業療法士ではない「サポーター」のような方々が大勢いらっしゃいます。このような方々の特徴は、とにかく作業療法士をほめてくださる、作業療法士の魅力を語ってくれる、アツい人が多いという点が共通しています。しかし、このような方々も「作業療法士ってどんな仕事」なのか質問すると、作業療法士と同じように説明に悩み、結局は「よくわからない」とおっしゃいます。

　結局、誰も「作業療法士」を万人にわかるよう説明することができないわけなのです。しかし、作業療法士は実は近年よく聞かれる「ダイバーシティー＆インクルージョン（D&I）」を職業として体現しており、近い将来大活躍する可能性を秘めています。D&Iとは、多様性を認めそして受け入れていくことを指す言葉です。**この本は、来たるD&I時代に活躍するだろう作業療法士の「取扱説明書」として位置づけました。**

　ありがたいことに、近年は「作業療法士さんって面白い」ということが広まりつつありますが、まだまだその範囲は小さなものであります。この本を手に取ってくださった方を通じて作業療法士の魅力が広がってくれたらと思います。ここで注意点がひとつ。この本を読み終えたとしても「作業療法士の仕事って何？」という問いの回答は得られないでしょう。ですが、作業療法士としての働き方や作業療法士の活用方法には、何らかの発見があるのではないかと思います。ぜひ、この変わった集団の魅力を堪能してください。

Chapter 2
作業療法士は
どこにいる？

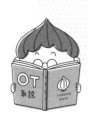

A. 作業療法士は、何かができなくて困っている人のそばにいます。

　作業療法士はどこにいるか、ということですが、最も働いている場所として多いのは病院だと思います。特に、リハビリテーションと名前がつく病院に多く勤務しています。その他には、大学病院、総合病院、整形外科や精神科などの単科病院に多く勤務しています。

　病院以外としては、福祉施設や行政機関に勤務しています。具体的には、介護老人保健施設や特別養護老人ホーム、利用者の自宅を訪問して作業療法を行う訪問看護ステーションや訪問リハビリテーション事業所、介護保険のサービスを計画するケアマネジャー事業所や地域包括支援センターなどです。行政機関としては、厚生労働省など官庁や都道府県庁、市町村役場など公共サービスを提供する部門に勤務しています。

　その他、近年になり新しい領域に勤務する人が増えてきました。運転免許センターで障害のある方への運転免許更新に携わる人、刑務所で受刑者への支援を行う人、特別支援学校に勤務する人、放課後等デイサービスに勤務する人がいます。また、作業療法の知識や技術を活かして一般企業に勤務する人も増えてきました。このように、作業療法士にはさまざまな場所で出会う

ことができます。

　さて、作業療法士に出会える場所には共通点があるのですが、お気づきでしょうか。場所の共通点として、**「何かをする」ことに難しさを抱えている人がいる場所**ということです。病院に入院する患者は、日常生活や社会参加が難しいため私たちの援助を必要としています。小学生や保育園生であっても、小学校に通う際に友人関係や授業に難しさを抱える子がいるため、私たちの支援を必要としていることがあります。

　では、一般企業はどうでしょう。実は、会社で働いている人々も心の健康を損ねたり、業務内容が原因で腰痛や肩こりが慢性化していることも少なくありません。さらに、一般企業の中には患者や元患者、小学生や保育園生を対象にサービスを展開していることもあり、**会社にとってのサービス対象者は、作業療法士にとってもサービス対象者である**わけです。現在、作業療法士に出会える場所は病院や施設が多いかもしれませんが、今後、人が困っている場所があれば随時、拡大していくのではないかと思います。

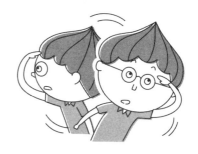

Chapter 3
作業療法士には、いつ出会う？

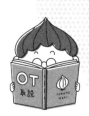

　みなさんは、人生を終えるまで作業療法士とかかわる機会はないとお考えでしょうか。この答えは明確に「ノー」と言えます。前項でもお話ししましたが、作業療法士はできなくて困っている人がいる場所で出会うことができます。

　では、みなさんは一生「できなくて困る」という経験はないと思いますか？人は必ず歳をとりますので、いずれ日常生活がひとりでできなくなる日がやってきます。そのような日がやってきたとき、作業療法士に出会い、支援を受けることになるでしょう。

　また、自分自身が困っていなくても、周りの人々ができなくて困っている状態になることもあります。父や母が高齢になることで日常生活ができなくなったり、自身の子どもが日常生活や社会参加ができなかったりすると、やはり作業療法士に出会うことになります。

　この本を読んで初めて作業療法士を知るということは、ご自身やご家族、周りの人々に日常生活ができなくて困っている方がいないからなのだと思います。ですが、そのような人々であっても作業療法士を必要とする日は必ずやってきますので、ぜひ、その存在を覚えていただけたらと思います。

反対に、できないことで困っているにもかかわらず、作業療法士を知らなかった方は、私たちの努力が至らず、本当に申し訳なく思います。

　近年は、健康な人々に対して、健康の普及・啓発サービスを提供する機会が増えてきました。各都道府県には作業療法士会というものがあり、作業療法の普及・啓発活動を行っています。特に、**9月25日は作業療法の日**となっており、この前後に多くの活動を行っています。健康な生活を送る上で、作業療法士を知っておくことに損はありませんので、ぜひお近くのイベントにご参加ください。

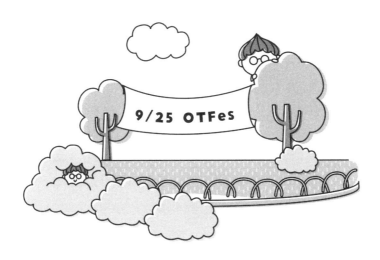

Chapter 4

なぜ作業療法士は、いるの?

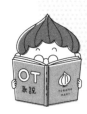

　　A．みなさんの日常生活や社会生活を援助する必要があるから。

　なぜ作業療法士がいるのか考える際のキーワードが2つあります。それは**「機能回復」と「行動変容」**です。みなさんは何らかの原因で健康を損ねたとき、病院で治療を受けた経験があると思います。この治療は、医師の診断に基づき行われます。治療にはさまざまな方法があり、方法の違いによって「〜治療」や「〜療法」という名前がついています。具体例をあげると、薬を使った薬物療法、手術療法、放射線治療、心理療法、運動や温熱を使った理学療法などです。このような治療は、何らかの原因で低下した機能を回復させることに目的がおかれます。機能回復は健康を取り戻す上で不可欠なため、さまざまな角度から実施されています。

　では、作業療法はどうでしょう。作業療法も医師の診断に基づき、治療として実施されています。ただ、作業療法の場合、機能回復にも焦点をあてているのですが、もうひとつのキーワードである「行動変容」にターゲットを絞っていることがあります。**行動変容とは、言葉の通り人の行動が変わることを意味しています。**では、少し具体例を通して、機能回復と行動変容の関係性を説明しましょう。

　ここに、握力が弱く、ペットボトルを開けられず、お茶が飲めなくて困っ

ている方がいるとしましょう。一般に、握力は16kg以上あると生活に困らないといわれますので、握力の回復を図ることは必要といえるでしょう。これが機能回復です。

　では、お茶が飲めない問題はどうしましょう。実は「お茶を飲む」ということだけを考えたら、ペットボトルの蓋は誰かに開けてもらえばいいわけですし、紙パックのお茶に変えたら飲めるようになるかもしれません。このように、機能回復によって行動変容が期待できることは簡単にわかりますが、機能が変わらなくても行動変容が期待できることもわかります。

　行動変容に焦点をあてた専門職は、作業療法士以外に多くはありません。心理学領域を基盤とした専門職も行動変容を目的とした治療を行っていますが、**作業療法士は道具や材料、やり方など、変えられるものはすべて変えようとするのが特徴**です。作業療法士は、人の問題が変わらなくても行動変容は期待できると考え、援助しています。このように、行動変容に強いこだわりをもった専門職は稀有な存在なため、作業療法士は専門職チームに不可欠であるといえるのです。

　ただ、残念なことに、参加した専門職チームのすべてが「機能回復だけが行動を変えられる」と信じていた場合、作業療法士の存在感や必要性は低く感じられてしまうでしょう。そのためなのか、作業療法の研究をみると、他の専門職と比較して「作業療法士とは何者か」というテーマで数多く発表されている印象があります。ひとつの原因は、作業療法士の仕事は機能回復と行動変容どっちなんだい!?ということがあげられます。Part2でもお話ししますが、作業療法士の世界は常にカオスの連続といってもよいです。ぜひ、作業療法士になったらどんな世界が待っているのかを知っていただけたらと思います。

Chapter 5

作業療法士ミニヒストリー

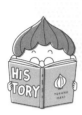

　作業療法士の詳しい歴史は、良書がたくさんありますので、ぜひそちらをご参照ください。この本では、違った角度から歴史を紐解いていきましょう。

　作業療法士の発祥は、アメリカ合衆国です。1920年代に背景の異なる人々が集まり、作業療法（Occupational Therapy）をつくったとされています。現在の作業療法の核となる重要な概念は、もっと古い時代のヨーロッパですでに提唱されていたようですが、専門職として成立したのは米国におけるその頃だったようです。第二次世界大戦の終結後、徐々に各国に拡大していきました。

　日本における作業療法士養成は、1960年代に始まりました。その後、どのような変遷をたどったのかは、日本作業療法士協会のホームページや良書がたくさんありますので、そちらをご一読ください。大変勉強になると思います。

　ところで、私は20世紀終盤に養成校に通い、21世紀に免許を取得しました。そこで、この二十数年を中心に振り返っていきます。私が養成校に入学した頃、インターネットの普及はまったく不十分で、情報量は少なく伝達速度も緩やかな時代でした。私は家族に障害があったため、幼少の頃から作業療法

を頻繁に見学する機会がありました。作業療法士は、運動を用いた治療を中心に行い、身体をほぐしていたことを記憶しています。そんな作業療法士の姿を見て、養成校に入学しました。

　今でも忘れませんが、入学後、基礎作業学実習という授業の初回、機織(はたお)りでマットを完成させ提出するよう指示されました。このとき知ったのですが、私が見学していたのは理学療法のスキルを駆使していた作業療法だったわけです。たいして作業療法を調べずに受験した私が悪かったのですが、機織りや組紐といった手工芸の授業に愕然としました。ただ、私にはこれが合っていたようで、結果オーライであったことは幸いでした（今では、大学でこの科目を担当しているほど）。

　1990年代は作業療法士と理学療法士の大学教育が開始されたばかりで、養成の中心は短期大学と専門学校でした。私が卒業した大学は、理学療法も作業療法も60パーセントくらいは似たようなことを学んでいたなと思います。また、当時は教科書も現在ほどなく（私より上の先輩方はなかったようですが）、知識を提供するというよりも先生方の経験談を聞いていた印象が強く残っています。そのため、作業療法の魅力は理解できたのですが、何をするのかは社会に出てから学ぶのだなと感じていました（恩師の先生方、ごめんなさい）。このように、日本の1990年代は作業療法士のアイデンティティ形成は開発途上にあったのではないかと勝手に感じています。

　2000年代に入ると、作業療法って何だろう？と考える作業療法士が増えたように思います。このきっかけは、大学の増加と大学院教育の拡がりにあったと思います。この頃にはインターネットの普及も進み、海外情報への

アクセシビリティが大変よくなりました。以前、私はアメリカで開発された評価法の講師を担当していたのですが、その講習会に初めて参加したのが2003年でした。海外には大物と呼ばれる作業療法士が山ほどいるのですが、2000年代はそういった人々が数多く来日するようになりました。来日された方の多くは、日常生活や生活上の大切なことを援助する重要さを提唱されていたので、この概念は理学療法士との違いに悩んでいた作業療法士の間に急速に広まっていったように感じます。

　2010年代は、2000年代の概念が熟成した時期であったように思います。また、この時代は現在につながる新しい取り組みが誕生した時期でもあったように思います。2011年の東日本大震災後に本格始動した災害作業療法、放課後等デイサービスや自費（自称）リハビリテーション、介護予防事業など、さまざまな事業に作業療法士が携わっていったように思います。
　また、脳血管障害の方への作業療法が飛躍的に進歩したのもこの時期であり、その進化はまだまだ続いています。2000年代はいわゆる「本物の作業療法」を探す旅であったように思いますが、2010年代は「新たなステージへの進出」であったと思います。

　以上、作業療法士のミニヒストリーを個人的な歴史に基づきたどってみました。だいぶ偏った見方で紐解いていますので、特に作業療法学生は必ず良書を読みましょう。

Part 2

今こそ世間に伝えたい！作業療法士あるある

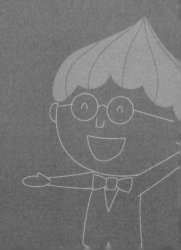

作業療法士なら一度は経験するOTあるある

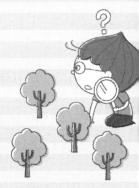

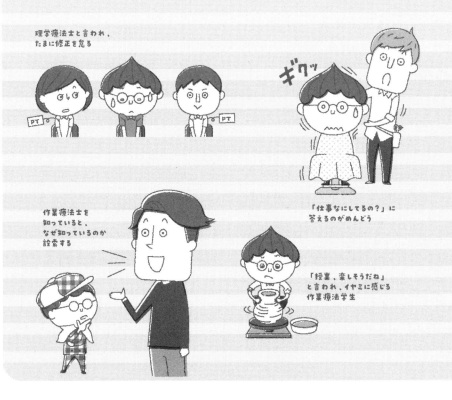

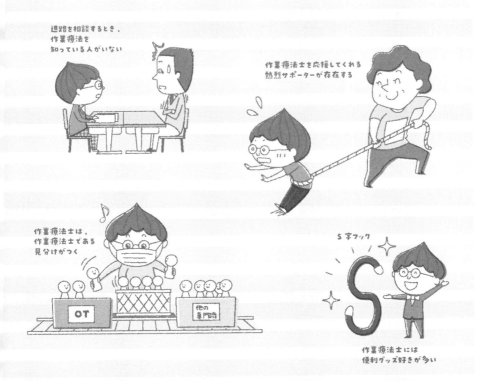

ハッキリ言って、作業療法士（OT）は世間にそんなに認知されていません。まったく認知されていないわけでもなく、どちらかといえば「中途半端」に認知されているような印象です。

そんな私たち作業療法士ですが、社会生活でさまざまなハプニングに遭遇しています。それらは、作業療法士（学生）なら大概一度は経験しています（それが嫌なわけではない）。

この話を、専門職の隣人と呼べる理学療法士（PT）にすると「OTってそんなことあるん!?」と驚かれます。PTも知らない世界を少しだけ紹介します。

「作業療法って何?」と聞いても答えられない作業療法士

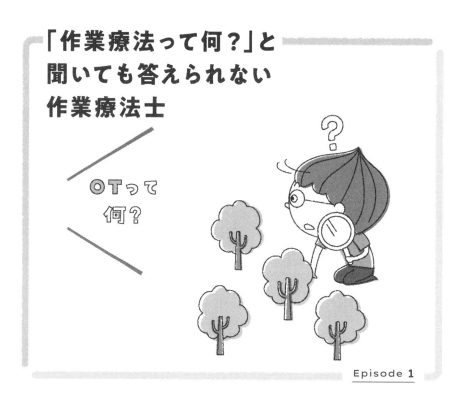

Episode 1

A. 聞けば聞くほど謎な仕事。

　Part1では、作業療法士について簡単に紹介しました。さて、どのくらいの方が仕事内容をイメージできたでしょうか。実は、作業療法を紹介することは作業療法士にとっても非常に難しいことで、はっきりとしたイメージはまだまだわからないのではないかと思います。

　ところで、ことわざに「木を見て森を見ず」というものがあります。細部にとらわれていると全体を見失うという意味をもつこのことわざは、何か物事を捉えたり説明したりする場合は、全体像を説明することが重要なことを

教えてくれます。

　ところが、**作業療法を説明するとき、木を見て森を見ずに則ってしまうと、98パーセントの人は理解不能**だと思います。作業療法は、作業を通して健康を促進するクライエント中心の専門職だと、世界的には定義されています。きっと、みなさんの反応は『作業!? なんだそれ？ クライエント中心ってなんだ??』という感じで、三度聞いてもわからないと思います。

　そこで、作業療法士はさらに全体像を説明するために、「作業療法の目的は、人々が活動に参加できるようになることを支援すること」なんだよとみなさんに伝えます。『活動に参加!? ボランティア活動の支援か何かか??　それとも…』となってしまうかもしれません。丁寧な作業療法士であれば、わかりやすく日々の活動と伝えるかもしれませんが、この時点で不明な言葉が3つも登場するわけです。

　みなさんも想像をめぐらせ『なるほど。障害のある人にサービスを提供しているんだね』と返答するでしょう。

　ところが、困ったことに『いや、健康な人に地域で健康教室をやっている』と返答したり『福祉用具や自助具を開発しているから、障害のある人とは限らない』と言うわけです。こうなってしまっては、もう何も理解できないと思います。

　作業療法を伝えようと説明するとき、全体像からの説明ではあまりにも知らない言葉がたくさん出てきますので、要注意です。ちなみに、作業療法士の業界でよく使われる自己紹介フレーズは「**人は作業的存在であり、作業を通して健康になる！**」です。今この瞬間、業界関係者が「うんうん」と頷きました。私も、この言葉を大切にしています。ただ、みなさんには、どのよ

うに伝わりましたか??

　では、木に注目した説明をみてみましょう。一つひとつの木に注目しても、森の特徴を反映しているため、おおまかな森を想像することはできるでしょう。作業療法の『木』の部分をキーワードとして紹介すると「メンタルケア」「関節の動きの改善」「福祉用具の選定」「化粧支援」「発達支援」「認知症予防」「車の運転支援」「ロボット開発」「筆圧改善」「アプリ開発」「起きたり立ち上がったりする動きの改善」「筋力増強」などがあげられます。それぞれの言葉は耳馴染みのある言葉ですが、これから全体像を想像できますか。もし、この時点で想像できたあなたは、作業療法士を目指したほうがいいでしょう。木の説明と森の説明をしても、やっぱりイメージがわかないことが作業療法の特徴であり、作業療法士の仕事として最も魅力的な部分でもあります。

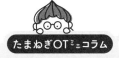 「OTって？」

　OT（作業療法士）とは、Occupational TherapyあるいはOccupational Therapistの省略です。医療業界では自分たちのことを省略して呼ぶことがあります。PTは理学療法士、STは言語聴覚士です。業務している部屋名も短くなります。リハビリテーション室はリハ室、水治療法室は「すいち」だったりします。なお、日本の作業療法士がOTRと言ってたりしますが、アメリカで商標登録されているので、アメリカの作業療法士ライセンスがないなら海外では使わない方がよいでしょう。

理学療法士と言われ、たまに修正を怠る作業療法士

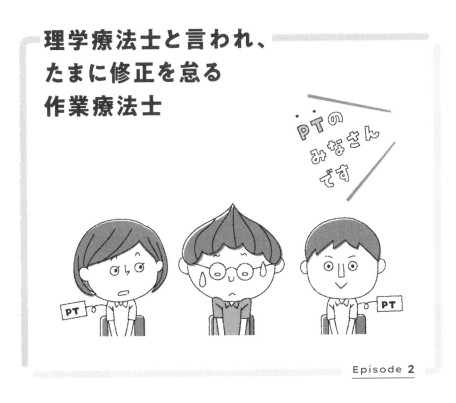

Episode 2

　作業療法士は、よく理学療法士と間違えられることがあります。間違えられる理由はいくつもありますが、ここではひとつ紹介してみましょう。

　まず、**リハビリテーション専門職の中で圧倒的に知名度が高いのが、理学療法士**です。理学療法士は有資格者数もとても多く、仕事内容も身体機能の改善と非常にわかりやすい点が特徴です。また、スポーツ分野にも関連していることから、中学や高校の部活動中にケガをしたことがきっかけで自らが理学療法を受け、それがきっかけで理学療法士を目指したという話はよく耳にします。このように、理学療法士は世間とのチャンネルをたくさんもっているといえるでしょう。

理学療法士と作業療法士、専門職として似ているのでしょうか。理学療法士側からすればこの話は大したことではないかもしれませんが、作業療法士側からすれば、**学会会場の空気が険悪になるほど議論が真っ二つにわれるテーマ**です。正直、その学会会場にはいたくないなと思います（笑）。

確かに、作業療法士が支援を行う患者によっては、理学療法士がつちかってきた知識や技術を作業療法士が利用しているのは事実です（これも、いやいや作業療法士独自の知識や技術でしょう、との声が聞こえそうですが）。しかし、作業療法士は、たとえば医師や臨床心理士等による認知行動療法を参考にしたり、福祉用具関連の知識や技術も使ったりしているため、決して理学療法士だけと仕事が似ているわけではないのです。

では、どうして、作業療法士と理学療法士はセットで登場することが多いのでしょうか。これは、日本の理学療法士と作業療法士が「**理学療法士及び作業療法士法**」**という同じ法律**で運用されていることが影響していると思います。

実際、養成校は理学療法士と作業療法士を併設している学校が多いのです。養成校で学習する内容も、基礎医学分野（身体の構造を学ぶ解剖学、身体の仕組みを学ぶ生理学、各疾患を学ぶ内科学や整形外科学など）においては共通しています。

さらに、病院のリハビリテーション室も、理学療法室と作業療法室は隣り合っているか、一緒の場所である場合が多いと感じます（言語聴覚士室はなぜかちょっと離れていたりすることも）。このように、作業療法士は制度上

も物理上も理学療法士と近しい関係にあるのです。

　知名度が高い「隣人」によって、作業療法士はしばしば「理学療法士」に間違えられることがあります。面白いことに、理学療法士から「作業療法士って言われちゃったよー」とは聞いたことがありません。**間違えられるのは、決まって作業療法士だけなのです。**

　作業療法士で、一度も別の専門職に間違えられなかった人はいないと断言できます。知名度の低さや仕事の伝えにくさを理解しているため、日常会話など、支障がないなという場合は理学療法士と言われてもスルーしていることが多々あるかもしれません。もちろん、作業療法士は自分たちの仕事が大好きで、誇りをもって毎日を過ごしています。ですが、その間違えられる頻度の多さゆえに流しちゃうこともあるのです。

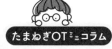

たまねぎOTミニコラム　「病院でOTの給料は他の専門職より安い？」

　年収サイトをみていると、作業療法士の給料が他の専門職よりも安く紹介されている場合がありますが、それはなぜでしょう？　それは、他の専門職にはある「夜勤」がないことが理由のひとつにあげられます。医師や看護師、介護福祉士のみなさんは夜勤があるのに対し、作業療法士はよっぽどの人手不足な施設でない限り夜勤はないのです。もちろん、夜勤手当がありませんので、その分低くなるというわけでした。

美容室で「仕事何してるの?」に答えるのがめんどうな作業療法士

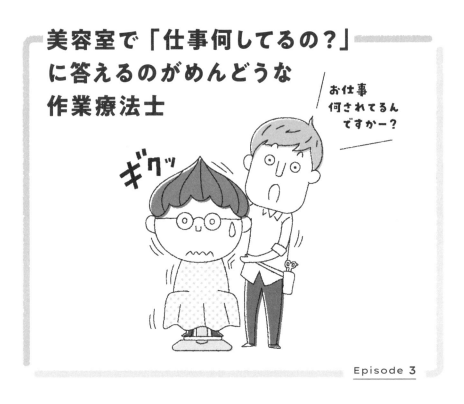

Episode 3

　私にとって美容室で過ごす時間は至極の時間であり、自分をリセットする大切な機会です。なぜここで「美容室」とわざわざ取り上げたのかというと、美容室では髪を切ったりカラーリングしたり、パーマをかけたりするとき、決まって「お仕事何されてるんですかー?」や「学校で何を勉強してるんですかー?」と聞かれる確率が高いからです。この質問が正直め〇どうなのです。これも、作業療法士、いや、作業療法学生にとってもあるあるだと思います。

　「仕事何してます?」や「勉強何してます?」という一言は、その人の大

枠を知るという意味でとても便利だと思います。ところが、作業療法士はこの言葉に一番恐々としているのです。

　席に座り、カットが始まり、「仕事何してます?」と聞かれた瞬間、「あぁー↘」と思ってしまうわけです。大半の作業療法士は「作業療法士」とダイレクトに答えることによって、多大な時間と労力を説明に費やすことになるのを知っているため、元気じゃない場合は「医療関係です」や「病院で働いています」と答えることで、その場をしのごうとします。テキトウに答えても大概追加の質問が来ます。仕方がないので、作業療法士であることをわかりやすく伝えようとがんばりますが、超絶わかりにくく、結局、何者か伝わらないで終了したなんてことはよくあります。

　この仕事を答える問題は、同窓会でも頻発します。これは作業療法学生に多くあるエピソードです。
　およそ、成人式のときに高校卒業後初めての同窓会があるわけですが、何を大学で学んでいるのか、サークルは何か、あいつはどこで何をしているといった話題で盛り上がります。作業療法を学ぶ学生にも質問がとんできますが、説明が長くなるのは必至なため、「リハビリ」と答えてしのぎます。この回答に納得が得られないと、追加で「具体的に何なの?」と聞かれ長文で回答するハメになります。時おり、よそから「病院とかで働いてる人だよね?」と助け舟を出してくれる級友が現れます。正直、「おぉー!と知っている人」と感動するわけですが、結局その説明が「理学療法士」だったなんてこともザラにあります。このように、**日本における作業療法士を説明する大変さは、有史上変わっていない**のです。

では、世界に目を向けたときはどうでしょう。私は仕事でさまざまな国を訪れることがありますが、「Occupational Therapist」の知名度は日本のように低くなく、その単語を伝えるだけで理解してもらえます。むしろ、「誰を対象に作業療法をしているの？」という問いが追加質問となるため、本質的な会話も楽しむことができます。

　なるほど、海外にはきっとたくさんの作業療法士がいるのだろうと思ったりしますが、**日本はなんと世界第2位の有資格者数**を誇っています。これからは、もっと社会に貢献し、社会に知ってもらう努力が必要なのかもしれませんね。

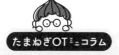 **たまねぎOTミニコラム**　「作業療法士は国際的に活躍できる」

　作業療法士になると、国際的に活躍することができます。国際学会も世界中で行われていますので、そこに参加し、各国の人と交流することができます。私も作業療法士＋教員になったことで、たくさんの国を訪問しました。

　数年前、米国のフィラデルフィアの大学で講義を行い、その日飲み会がありました。アメリカの学生に「アメリカのどこに行ったことがある？」と聞かれたので、私は「ここと、ロスと、インディアナポリス、アトランタ、ニューヨーク、シカゴ、ラスベガス……」と言い続けたら「オレより行ってるじゃん！！」と突っ込まれました（笑）。

　作業療法士（＋教員）になると、こういった世界が待っています。

作業療法士を知っていると、なぜ知っているのか詮索する作業療法士

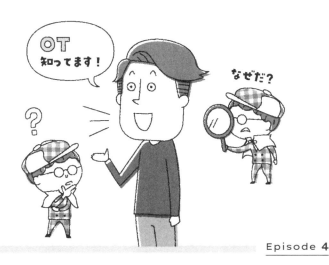

Episode 4

　作業療法士は、学生の頃から知名度が低いことになれているため、作業療法士を知っている人に出会うと、大きな衝撃を受けると同時に、なぜこの人は作業療法士を知っているのか、つい詮索をしてしまいます。

　ちなみに、私たち作業療法士は、これまで紹介してきた通り、さまざまな専門職に間違えられることが多いため、たとえ「作業療法士を知っている」と言われても、本当に作業療法士のことを知っているとは信じられないのです。ここから、本当に作業療法士のことを知っているのか、申し訳ないのですが追加の質問をすることになります。

ひとつめに気になるポイントは、作業療法士とは何か一言で伝えられるのかです。ここで、約2割の方がやっぱり知らなかった側に区分されます。「理学療法士の下で働くエイドさんですよね？」「ヘルパーの人ですよね？」。分野や領域はおよそ正しく、名前を覚えていただけたことに感謝なのですが、違うのです。私たちは、理学療法士のエイドではありません！　ヘルパーの方とも一緒に働かせていただいていますが、仕事としてクロスオーバーしている領域はごくわずかなのです。

　なお、脱落したみなさんが悪いのではなく、私たちの努力不足が悪いのです。作業療法士を知っていた8割の方は「リハビリ関係の仕事ですよね？」と言ってくださいます。多くの作業療法士は「リハビリ関係だけど、必ずしもそうじゃないんだよね」と思っていたりすることがありますが、リハビリ関係は一応正解です。そうじゃないんだよね、というのは、**作業療法士は近年、医療関係だけではなく、学童保育や教育、行政分野にも勤務している**ため、そう感じることがあるのです。

　気になるもう一点は、具体的な仕事内容も知っているのかです。ここでよくあるパターンは「マッサージする人でしょう？」や「体操したりする人でしょう？」です。

　これに関しては肯定も否定もしない作業療法士が多いかもしれません。おっしゃっていただいたのは理学療法士っぽいけど、名前を知っていてくれてありがとう、これからは仕事内容まで伝わるよう努力します、と誓うのです。

　一方で、知っているとおっしゃる方の中には「作業療法士さんって、生活行為を支援する人でしょう？」や「作業を支援するでしょう？」「作業療法

士さんって、OTさんでしょう？」とおっしゃる方がいます。この回答の場合、その人が業界人であることを確信します。

　生活行為とは日常生活だけでなく仕事や遊びも含めた活動の総称として使う言葉で、特に作業療法士が生活行為という言葉を多用しています。生活行為という言葉は一般的な言葉ではありませんので、業界人確定となるわけです。

　また、OTという言葉も、リハビリテーションを受けた方なら耳にしたことがある言葉で、これまた一般的ではないため、業界人、あるいは患者（元患者）およびその家族であることが確定します。現在の作業療法士の世界は大変狭いため、そこから広げていくと、知り合いの作業療法士が担当していたりかかわっていたりということがよくあります。

　このように、作業療法士の知名度や認知度はまだまだですが、確実に社会に広がっていることは感じます。なぜならば、冒頭にあげたような話はずいぶん聞かれなくなったからです。数年後、作業療法士による詮索が過去の話になることを願っています。

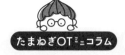 **「作業という言葉に敏感」**

　作業のことが好きな人は、作業と活動の使い分けに敏感です。一般に「あ、いま作業中です」なんてことを言ったりしますが、その作業が本当の意味で作業なのか？と考えたりします。あるいは、工事中の看板に「作業中」と書いてあることが気になって仕方ありません。

他学科から「授業、楽しそうだね」と言われ、イヤミに感じる作業療法学生

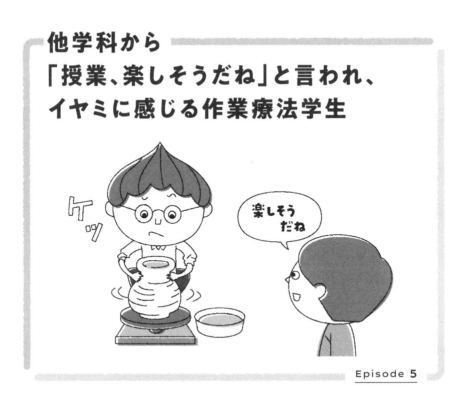

Episode 5

　作業療法士になるためには数多くの科目を履修しなければならず、これは医療関係の専門職に共通します。養成校が大学の場合、必修科目である内科学、整形外科学、小児科学といった医学に関連する共通科目は、看護学科や理学療法学科の学生と一緒に履修することがあります。医学に関連する科目は、内容も難しさや覚えることの多さに加え、解剖学や生理学といった基礎的な知識を基盤とするため、予習と復習が欠かせません。学生は学科の枠を越えて助け合い、単位の取得を目指すわけです。

　さて、どの学科の学生も、当然毎日、医学関連科目ばかり勉強しているわ

けではなく、作業療法士や看護師になるために必要な科目もそれぞれ学んでいます。専門職のための科目は専門科目とよばれますが、この専門科目はそれぞれの専門職でだいぶ異なっています。

　例をあげると、看護師であれば、患者さんの状態変化を把握する技術などを学ぶ講義や演習、医師を支援するための知識や技術を学ぶ講義や演習などを幅広く学びます。
　理学療法士は、患者さんの立ちあがること、身体を動かすこと、歩くことを支援するために、電気治療の方法を学んだり、運動を取り入れた治療を行ったり、損傷を受けた神経やその機能を回復するための知識や技術を学びます。
　これらの講義や演習も覚えることが非常に多く、専門科目の雰囲気は医学関連科目に似ているかもしれません。

　では、作業療法学科はどうでしょう。全国の作業療法士養成校は世界作業療法士連盟（WFOT）の認定を受けていること、指定規則といって作業療法士になるための最低教育基準も定められていることなど、共通の枠組みがあります。作業療法士も看護師や理学療法士と同じような医学と深く関連する科目がたくさんありますが、**作業療法士らしい授業として「基礎作業学実習」という授業**があります。

　基礎作業学実習の目的は、人が行っている活動を多角的に分析できるようになることです。たとえば、食事をつくるということはそもそも何か、社会から求められることは何か、必要な心身機能は何か、禁忌事項（行ってはならないこと）は何か、寛厳度の調整方法（簡単にしたり、やさしくしたりす

る方法）は何か、まだまだたくさんのことを学びます。

　このような知識や技術を習得することにより、肺がんの患者さんの創作活動をサポートすることができるようになります。たとえば、油絵は呼吸器を刺激するため避けたほうがよく、がん治療の中で分子標的薬を使っていれば爪囲炎の状態を確認し、指先に力の入る活動は避けるべきかを検討します。

　人々が毎日の活動を継続したり、楽にできるよう支援するためには欠かせない講義なのですが、よその人からすれば、楽しそうに本棚を作ったり、陶芸で湯呑みを作ったり、編み物したり、折り紙したりしているだけに見えてしまうようです。実際、これらの活動を楽しみながら行うことは、活動の魅力を知る上で欠かすことはできません。ですが、他学科の学生からは「なんか、遊んでばっかりで楽しそうじゃん」と言われてしまうわけです。

　受講する作業療法学生もまだまだ勉強中なので、うまく反論できないところが残念で、理解されないまま、理学療法士や看護師として勤務されている人が大勢います。これを読んでいる作業療法学生のみなさん、ぜひ、そのように言われたら言い返しましょう！「君は、本棚づくりの何を知っているのだ？」と。将来の自分にとって大切な反論となるでしょう。

作業療法士を応援してくれる熱烈サポーターが存在する

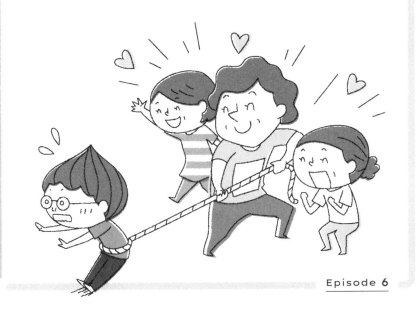

Episode 6

　世間的にマイナーな作業療法士ですが、時おり、熱烈に作業療法士を応援してくれるサポーターがおられます。このような方々の特徴は、とにかく作業療法士をほめてくださる、作業療法士の魅力を語ってくれる、アツい人が多いという点が共通しています。そして、事あるごとに作業療法士を引き立ててくれます。ときには、他の専門職を差し置いて作業療法士を買ってくださることもあります。その熱量は凄まじく、おとなしくのんびりした傾向のある作業療法士に対して「ぼんやりしちゃいけんよ！」と激励してくれます。

　一方で、このようなサポーターに「作業療法士ってどんな仕事」なのかを

質問すると、作業療法士と同じように説明に悩み、結局は「よくわからない」とおっしゃいます。サポーターのみなさんは、作業療法士が何をしているのかよくわからないんだけど、「へー！」ということをしてくれるのは確かだとおっしゃっています。これはどういうことでしょうか。

　みなさんは、毎日のサラダに何を使っていますか？　レタスとキャベツ、どちらを使いますか？　レタスを使うことにどのようなことを感じますか？　作業療法士は、レタスを食べているという情報を**外出行動範囲と外出頻度を特定する際にも利用しています。**

　レタスは美味しい食材ですが、キャベツと比較すると日持ちしない点が特徴です。日持ちしないということは、レタスを購入するために頻回にお店に行かないといけないことを示唆しています。また、玉で購入しているのかカット野菜を購入しているのかにより、お店も特定することができます。もちろん、これらの情報は「買い物にどこまで行っていますか？」という質問で代替できますが、面接内容と事実が異なるのを知るきっかけになることもよくあります。

　作業療法では、その他の材料もあわせて聞くことで、いつ、どの時間帯に、何を購入したらよいのか疾患や障害も考慮して検討し、支援策を提案します。その結果、食事をしっかりとれるようになったという話はよくあることです。食事を短期間でとれるようになったことは他の専門職から驚きをもって受けとめられ、さらにその方法を伝えると「へー！」と感心されることも多々あります。

では、サポーターを含む他の専門職が、この感心をさらに別の日に伝える場合、どのように伝えるでしょう？「なんか、レタスについてしつこく聞いとったのは覚えとるけど、何しよったのかはよくわからん」となってくるわけです。

　作業療法士の仕事っぷりこそ「百聞は一見に如かず」なんだと思います。伝わる人には強烈に伝わるのに、伝わらない人にはまったく伝わらないのはこのためなのです。

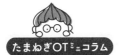 **たまねぎOTミニコラム**　「養成校の教員になるためには何をしたらよいか」

　これはルールが変更される可能性がありますので、詳細は書きません。少なくとも、大学院に進学することと研究業績があることは必要だと思います。大学院によっては門戸を広げている大学がありますので、ぜひチェックしてください。大学院は物事の考え方を鍛える上で最適な場所です。ぜひ、挑戦してもらえたらと思います。

進路を相談するとき、作業療法を知っている人がいない

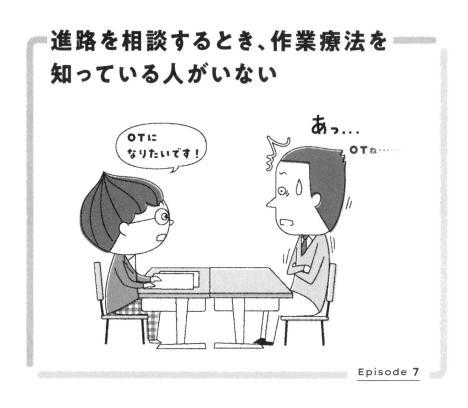

Episode 7

　高等学校や中等教育学校の後期課程になると、卒業後の進路について考えることになるでしょう。作業療法士を志す方も同じように進路を考えることになります。

　学生から話を聞くと、作業療法士を目指すようになったきっかけは、身近な人が作業療法を受けていた、身近な人が作業療法士だった、ボランティアをしていたら作業療法士に出会ったなどが一般的に多い印象です。
　ちなみに、これらと同等に多いのは、理学療法士を目指していたが受験で得点が足らずに作業療法士にしたパターンです。

受験の都合で理学療法士から作業療法士にシフトした方は、入学後にモラトリアムな状態から抜け出せず、作業療法学科になじむのに時間がかかっている印象があります。このようなことから、受験都合で他の専門職に急きょ変更することはあまりおすすめしません。

　さて、作業療法学科のような医療系の学部は、卒業後の進路が限定される印象がある（実際はそんなことありません）ので、慎重な情報収集をされることでしょう。作業療法学科のある大学や専門学校は各都道府県に最低１施設以上あります。作業療法の情報を収集する際には養成校に尋ねることが一番だと思います。ただ、どの学科も一緒ですが、作業療法学科に来てほしいので、よいことばっかり並べてしまうのも否定できません。その点では、やはり身近に相談できる作業療法士がいることは大切で、可能であればそういう人を見つけてください。作業療法士のみなさんには、ぜひ快く相談にのってほしいものです。

　では、進路を相談できる相手がいないとき、どうしたらよいでしょう。私個人の意見ではありますが、医学書を販売する本屋に行き、専門書をパラパラ読むことをおすすめします。その理由として、本屋には閲覧数による収益といった利害関係がないこと、本は時間をかけて良質な情報となるよう洗練していること、アナログに情報を集約できることがあげられます。
　また、執筆者を確認することで、学んでみたい研究者に出会うこともできます。作業療法の本の近くには理学療法や言語聴覚療法、看護学の本も販売されているため、学ぶ内容がどのように違うのか感覚的に知ることもできます。もちろん、内容は難しくて理解できないとは思いますが、興味・関心の

ための第一歩としては最適だと思います。

　進路相談は、まず身近な人に聞き、本屋に行き、大学のオープンキャンパスに行くとよいでしょう。なお、高等学校の保健体育や現代社会の授業でリハビリテーションを学ぶ機会があるかもしれませんので、それらの担当教諭に相談することもありかもしれません。

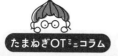 **たまねぎOTミニコラム**　　「受験までに経験や体験しておいたほうがよいこと」

　少なくとも、1回は作業療法について調べたほうがよいと思います。特別なことをする必要はないかもしれませんが、人との交流が苦手だとこの仕事きついかもしれません。なにか、ひとつのことのスペシャリストを目指してがんばってみるのもよいのではないでしょうか。
　たとえば、徳川家康を極める、味噌汁を極める、野球を極める、といったところでしょうか。

作業療法士は、作業療法士である見分けがつく

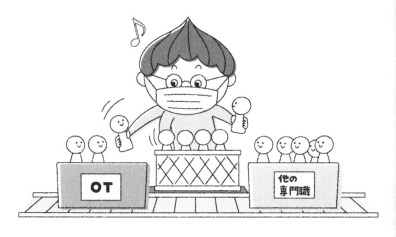

Episode 8

　病院では医務服を着用しており、部門で分かれることもありますが、医師以外の専門職は同じ医務服を着用している場合があります。理学療法士にもいえるかもしれませんが、作業療法士は病院内で作業療法士を高確率で見分けることができます。

　作業療法士は、病院で日常生活ができるためのさまざまな援助を行っています。具体的には、料理や洗濯といった家事、着替えやトイレなどの練習を行っています。したがって、練習の際は実際の台所やお風呂などを使います。また、作業療法室には掃除機、洗濯機、電子レンジなどの電化製品が準備さ

れており、実際の家事を行うことができる環境が整えられています。病院でそのような場所に患者さんとスタッフが一緒にいた場合、高い確率で作業療法士でしょう。

　ところで、作業療法士が理学療法士や言語聴覚士と同じ「リハビリテーション室」で作業療法を行うことがあります。作業療法士は、身体機能の回復を図るいわゆる「治療」をベッドを使って実施することがあります。この治療ですが、理学療法の知識や技術と非常に似通っている（もしくはそのまま）ため、患者さんの手足を動かすスタッフを見て理学療法士か作業療法士か見分けることは非常に難しいと思います。
　たまに、作業療法士は手を担当し、理学療法士は足を担当するという情報を見聞きしますが、そのような決まりはなく、作業療法士も足の治療を行うことだってあります。では、どうして見分けられるのでしょう？
　作業療法士は身体に障害のある方だけでなく、精神科でも活躍しています。精神科では作業療法室に看護師などの他の専門職も参加し、支援を行うことだってあります。ここでもユニフォームで作業療法士と看護師を見分けることは難しいでしょう。では、どうして見分けられるのでしょう？

　問いかけておきながらですが、これという明確な回答はないのです。ただ、作業療法士は独特の「空気感」をもっている人が多いような印象があります。この空気感ですが、受験生も同じような空気感をもっていることがあるため、作業療法学の志願者か否かそれなりに見分けることができます。印象を語ることは一歩間違うとスティグマ（差別や偏見）につながるためここでは多くを語りませんが、私の周りには人との会話を楽しむ、相手の会話内容に興味

をもつ人が多い印象があります。つまり、好奇心旺盛な人が多いのではないかと感じます。では、なぜ好奇心旺盛な人が多いのでしょう？

　好奇心旺盛な作業療法士が多いことには、理由があります。先ほどから述べている通り、作業療法士は患者さんの日常生活を支援することを目的にしています。患者さんは本当にさまざまで、赤ちゃんから100歳近い方、仕事も農業や漁業、社長、芸能人など、背景要素は無限です。作業療法士はそのような人々が毎日してきたことを支援するのですが、支援のためにはその人が行う活動を深く知る必要があります。

　『ごんぎつね』の授業ができるようになりたい、いちごのパック詰めと出荷ができるようになりたい、海外出張したい、再び漁に出たい。このようなニーズに応えるために作業療法士は下調べを行い、どうすればできるようになるか考えていきます。

　作業療法士は仕事を通してさまざまな知識を得ると、ときには自分でやってみたいなと感じるわけです。病院を見回して、モノやコトの仕組みを知りたがっている人がいたら、その人は作業療法士かもしれません。

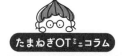 「世間が異常に狭いことがある」

　作業療法士はそんなに人数が多くないので、初対面の人でも必ずひとりは共通の知人を見つけることができます。研修会や学会会場での初対面同士は、まず知り合い探しから始め、次に共通のキーワードを見つけ、そして仲よくなる（ならない）の行程をたどります。

作業療法士には便利グッズ好きが多い

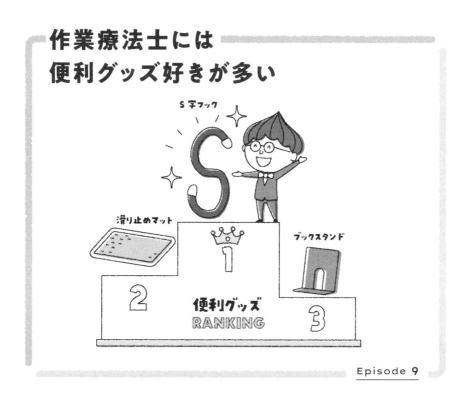

Episode 9

　作業療法士は、便利グッズが好きな傾向があると思います。テレビやインターネットで便利グッズが紹介されていると、多くの作業療法士はついそのよさと欠点を分析しているのではないでしょうか。また、作業療法士は100円ショップを歩き回り、新商品が出ていないかチェックしている人も多いような印象です。これには、しっかりとした理由があります。

　作業療法士のサービスは、**対象者の日常生活が安全かつ楽に行えるよう支援することが目的**となっています。日常生活を安全かつ楽に行うための支援として、これまでの道具や材料を変更することがあります。例をあげると、

手をケガした人が料理をするとき、ケガが治るまでは菜箸からプラスチック製のトングに変えるなどの支援をします。
　また、糖尿病により目の機能が悪くなった方には、お砂糖のスプーンを白から茶色に変更し、砂糖の量をわかりやすくする工夫をします。これらの道具の変更は、厳密にいえば便利グッズとはよべないかもしれませんが、100円ショップには作業療法を行う上でのヒントをたくさん得ることができます。

　一方で、100円ショップや便利グッズでは解決できない場合は、どうしているのでしょう。近年、作業療法士の中にも3Dプリンタを駆使して便利道具を生み出す人々が現れています。作業療法の対象者には片手で生活をしなければならない人が多いため、片手でも生活が困らないよう、蓋を開ける道具を作ったり、閉める道具を作ったり、子どもの傘を閉める道具を作ったりしています。3Dプリンタを使った道具は、作業療法士がSNSで紹介していますので、ぜひご覧ください。

　では、作業療法士おすすめの便利グッズは何でしょう。正直、疾患や障害など対象とする人が違うとおすすめが変わってしまうのですが、私としてはS字フックを推したいと思います。S字フックとはS字の形をした金属製のもので、さまざまな大きさや素材のものがあります。このS字フックですが、物を引っ掛けるだけでなく、高さを低くしたり、何かをつなぎ止めたり、運んだりと用途がさまざまあるのです。ぜひ、S字フックを購入してください。使い方が広がる夢のような道具です。

Part 3

明日から使いたい！
作業療法士の
目の付け所

作業療法士は独特な視点をもっています。チームメンバーの中では独特なモノの見方をしていますので、導かれる支援案もナナメ上から飛んでくることがあります。

それでは、作業療法士はどういった視点で人の日常生活、ひいては世の中を捉えようとしているのでしょうか。作業療法士の「目の付け所」について紹介しましょう！

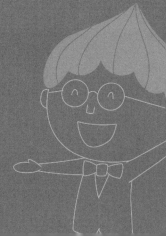

Chapter 1 行動を変えたいなら、行動だけを見る

　普段の生活で気をつけたいこととして、思い込みがあります。思い込みは「認知バイアス」とよばれ、知っている情報から自分の都合のいいように解釈し、目の前のことに対処してしまうおそれがあります。作業療法では対象者の行動変容をサポートするわけですが、**対象者の行動を変えるためのサポートをするならば、思い込みをなくし、行動だけを見ることが重要**だとされています。ここではその理由を説明し、どのような戦略をもてばいいか紹介します。

1　あなたが感じた「原因」はあなたの思い込みかも？

　ここはお店です。保育園から帰ってきた子どもがお父さんと一緒にお菓子売り場にやってきました。その子はお菓子に手を伸ばしたのですが、残念ながら届きませんでした。

　おそらく、多くの人は「背が低いから」「お菓子が高い位置にあった」などの原因を考えるのではないかと思います。それは、経験的に保育園児の身長が低いこと、一般的なスーパーの棚が大人の目線以上の高さにまであることを知っているからだと思います。しかし答えは残念ながら違います。埼玉県川越市には菓子屋横丁という場所があり、たくさんのお店が駄菓子を売っています。その駄菓子屋さんの陳列台は机のようなもので、高さは低いので

すが広いため、机の真ん中には手が届かなかったのでした。

　これを読んで「環境の情報を知らなかったから、当たらなくて当然だ」と感じられたかもしれませんが、このような思い込みによる解釈は簡単に起こってしまいます。この場面で大切だったのは、「子どもがお菓子を手に取ることができなかった」という事実だけなのです。人は、「こうすれば、あーなる」と予測を立てて行動し、実測との誤差、つまり、うまくいったか、いかなかったかによって、その後の習慣を決定していきます。

　言い換えると、因果関係をすぐに明らかにしようとする癖があるように思います。しかし、残念ながら因果関係は一種の「未来予想図」であって、本当に問題がその通り解消される保証なんてないわけです。つまり、行動変容を促すための入口として因果関係の明確化は意味がないことも多いのです。では、どうしたらよいのでしょう？

　まずは行動を観察することから始めましょう。行動観察の際は「幼いから」「片手が不自由だから」「車椅子に乗っているから」「握力がないから」といった、**情報を一切排除し、純粋に行動だけを記録しましょう**。そして、なぜそのような行動に至ったのか、対象者と一緒に原因を考えましょう。最後に、どのように行動を変えていけばよいのか考えましょう。

　まとめると、What（何があった？）＞Why（どうしてそうなった？）＞How（どのように変えていこう？）と考えるわけです。世の中にはPDCAサイクルというものがありますが、やはりそれも未来予想的なモデルだといえます。未来のアテ（予想）はいとも簡単に外れてしまいます。

Chapter 2 日常生活は、量より質、遊びか仕事か

　みなさんは、量と質どちらを優先したいタイプでしょうか。私は焼肉屋さんに行くのが好きですが、以前は量を食べたいと思っていましたが、今ではすっかり量を食べられなくなり質を優先しています。では、日常生活の量と質はどのように表されるのでしょう。そのことについて、みていきましょう。

1 自分らしさはどっち？

　よく、その人らしさは活動へのかかわり方で表現されることがあります。たとえば、「あの人は忙しそうだ」や「あの人は暇そうだ」といった具合です。忙しいや暇といった言葉は活動がどのくらい詰め込まれているのかを表しており、活動の量に注目した表現であることがわかります。実際、活動の量が健康を損ねる、つまり疲労として生じることは実体験としてもあるのではないでしょうか。

　一方で、自分らしさを誰かに表現するときは、活動の「内容」や「質」に注目して表現することが多いのではないでしょうか。たとえば、自己紹介のときに「私は忙しい人です」と言う人はほとんど見かけたことがありません。おそらく「趣味はゴルフです」だったり「だいたいスマホ見て時間をもて余しています」と紹介しているでしょう。ゴルフは仕事ではなく**趣味**であること、スマホが**時間の無駄**というのは活動の質を表しています。このように人

は、活動の質に基づいて自分を表現していることだと思います。したがって、量も大切なのかもしれませんが、自分らしさは量より質にあらわれるといえるでしょう。

2 遊びか仕事か？

　日常生活を分析するための方法は複数存在します。一般に広く利用されている方法は、活動名をあげてもらう、活動名をあげて、それができるのか尋ねるといった具合だと思います。日本にはNHK放送文化研究所による国民生活時間調査というものがあります。この調査は、国民が何時ごろ、どんな活動を行っているのか知ることができる貴重なデータです。このデータを利用することにより、年代別の生活習慣の傾向を知ることができます。

　では、作業療法士は何に注目しているのでしょうか。作業療法士も時間に注目して分析することがあります。先のデータを基に混雑する時間帯を避けることで買い物（活動）の難易度を下げられ、また、活動時間を短くすることでも難易度を下げられます。一方で、**作業療法士は時間よりも「活動をどのように捉えているのか」を分析することに注目しています**。一例をお話ししましょう。

　みなさんは、毎日誰かとあるいはひとりで食事をとっていることかと思います。それでは、食事をとることは毎日、同じようなものでしょうか。久しぶりに会った友人と食事をとる場面を想像してみましょう。きっと、会話が弾み「楽しい」時間になるのではないでしょうか。では、上司や学校の教員と少人数で食事をとる場面を想像してみましょう。おそらく、会話は参加者

間でするかもしれませんが、きっと「楽しく」はないかもしれません。また、前者は「遊び」や「リラックス」になったと思いますが、後者は「仕事」だったかもしれません。このように同じ活動であっても、人によって捉え方は千差万別で、しかもTPOが変わることでも捉え方が変わるのです。**作業療法士は活動の質の部分を「作業の意味」とよび、作業療法を行う際に重要視しています。**

3 作業の意味を知ることは、生活の質を知ること

作業の意味は、もっといろいろな見方ができます。どれくらい満足しているか、うまくやれているのか、楽しんでいるのかなど、あげたら数えきれないものです。このような活動の意味が、生活の質と密接に関連していることが報告されています。私が行った高齢者を対象とした調査では、外出をしていない高齢者であっても、毎日の生活がうまくできていると感じていれば生活の質が高いことがわかりました。趣味を増やすことも大切なことですが、毎日当たり前に行っている生活を明日も続けられるよう努力したいものです。

Chapter 3 活動の難易度を見極め、調整する

　作業療法士の特殊技能として、**活動の難易度調整**があります。人が活動を継続して行うとき、これまでと変わらずに行うことができれば一番なのですが、常に人の状態も変化していますので、そういうわけにはいきません。そのため、作業療法士は活動の難易度を見極め、調整を行っています。では、どのような視点に立ち、難易度を調整しているのでしょうか。キーワードとともに紹介しましょう。

1　社会からのリクエストを調整する

　人が社会生活を営んでいると、さまざまなルールに基づいて行動しなければならないことがあります。社会からのリクエスト、私はこれを「要求」とよんでいますが、社会からの要求は私たちへの期待となって押し寄せてくることがあります。たとえば、電車の中では静かにしましょう、電車の混雑時には、出入りする人のためにドア付近を広くあけるか、いったんホームに降りましょうなどです。また、ケーキ屋さんの従業員はケーキを美しくつくることが期待されるでしょうし、タクシードライバーは安全に早く目的地に到着することが期待されるでしょう。この本を書いている私には、この本が読み応えのあるよう執筆することが期待されています。

このような社会からのリクエストがいわゆる「シビア」であればあるほど、それに沿って行動することが難しくなります。反対にリクエストが「緩い」あるいは「ない」となると、その活動に参加することは容易となります。

　社会からのリクエスト自体を調整することは非常に難しいため、**多くの場合は対象者の形態（いつ・どこで・誰が・何を）を調整します**。たとえば、混雑時を避けた移動を推奨したり、ケーキづくりの担当を変えてもらったりなどです。その際、できるだけ以前の活動に近いように、あるいは以前と同じ活動を行っていると感じられるよう配慮することが大切です。

2 工程を見直す

　私たちが行う活動は、いくつかの工程に分けられます。工程を分けることは後にお話しする**「活動を分解する」**とよんでいます。

　みなさんはケーキやお菓子づくりに挑戦したことがありますか？　私は何度かありますが、なかなかうまくいきません。私はどちらかというと雑な性格で、取扱説明書を読むのが苦手なタイプです。そんな私は、どうしても手順を間違ったり、砂糖の量を間違ったりしてしまいます。お菓子づくりの場合、この手順の間違いが致命傷となり、おいしさ（まずさ）を決定づけてしまいます。

　一方で、私が自宅で過ごす際の昼ごはんは、きまって「肉うどん」です。この肉うどんですが、冷凍の牛丼、冷凍うどん、粉末スープ、カットネギがあれば完成します。この肉うどんですが、うどんから解凍しようが、牛丼から解凍しようが、スープを後につくろうが先につくろうが、仕上がりは一緒

だと断言できます。

　このように、**順序性が厳密なものは難しく、順序性がないものはやさしい課題**となるわけです。さらに、工程が省略できると、活動を容易にすることができます。私の場合、カットネギを入れることはまちまちです。つまり、ネギを入れるという工程は省略することができ、さらに省略しても影響がわずかなのです。このように、**工程の見直しは、一つ重要な支援の鍵**となります。

3　道具や材料を見直す

　同じ道具や材料であっても、仕上がりや満足度は大きく異なります。みなさん、小さい頃に折り紙で紙ヒコーキや鶴を折った経験があると思います。みなさんは何色の折り紙が好きでしたか？　私は緑や水色をよく使った記憶があります。そして、黒や白はいつまでも残っていました。また、多くの人が「金色や銀色」の折り紙にドキドキしたのではないでしょうか。さて、この折り紙、色の違いだけでも課題に大きな影響を与えています。

　色が濃い折り紙は、角と角を合わせやすい反面、折り進むに連れて徐々に角がずれ始め、白いスキマが目立つようになってきます。仕上がりにこだわりが強い方は、濃い色の折り紙は使わないほうがいいでしょう。

　反対に、無色あるいは裏表が同色の折り紙の場合、角と角を合わせることは難しいのですが、折り進めても色の違いがないため、仕上がりは美しくなります。また、金色や銀色は人気のカラーではありますが、一度折り目をつけてしまうとその折り目は残り続けてしまうため、極端に失敗ができなく

なってしまいます。このように、折り紙だけに注目しても、ツッコミどころ満載なのです。

　道具や材料の問題は本当に多く発生します。二人暮らしのご家庭で、直径28cmの大きなフライパンを使ってウインナーを4本だけ焼いている。理由を尋ねると、家族構成が変化したり、特別な料理をつくることがあるからなど、さまざまな背景を知ることができます。作業療法士は、こういったあれ？と思った道具や材料に気づき、一つひとつ調整していきます。

4 環境を見直す

　環境の見直しは、作業療法士以外の方々も行っています。ですが、作業療法士の視点は一味違います。『よりよい動線を、使いやすい場所に』といった話はよく聞く話題です。当然のことですが、そのような工夫によって生活環境はよくなるでしょう。しかし、それでもうまく皿が取り出せない場合もあります。では、さらにどのような点に注目する必要があるのでしょう。

　よくあるパターンなのですが、**環境が元気だった頃のままになっていることがあります。**たとえば、妻と二人暮らしなのにお皿が大量にある食器棚があります。これは、家族が独立したにもかかわらず、お皿がそのままになっていることが原因です。そのままの原因は、息子や孫が盆と正月に帰ってくるからというのが理由の第一位です。もし、そうであるならば、帰省される際だけお皿を出したほうがよいこと、その仕事は帰省される方にお願いすることを勧めています。

　また、別のケースとして、食器棚のお皿の配置は、量と形によって決まる

ことが多いようです。みなさんの食器棚にも使っていない食器があると思いますが、その理由は形が特異だったり、食洗機にかけられないことで使われていないなどではないでしょうか。元気なときは食洗機にかけられないものは手洗いをしていたかもしれません。しかし食洗機メインとするならば、食洗機に入れやすい食器を購入することを勧めます。**作業療法士は、このような助言を通して対象者のエネルギー効率を改善しています。**

　いかがでしたでしょうか。後半には実際に作業療法士による取り組みを紹介しています。それらの事例の中にも、この考え方が多く使われていますので、ぜひ活用例もお目通しいただけたらと思います。

Chapter 4 道具や材料の使い方は、常識に捉われないこと

1 共通感覚

　世の中には「共通感覚」というものがあります。いわゆる「常識」とよばれるものです。

　共通感覚は、人々がいちいち考えて行動しなくて済むように仕組まれたしかけです。共通感覚には、ルール、マナー、役割といったものが含まれています。人が社会の中で生活するとき、誰もが好き勝手に行動していては社会そのものが成り立ちません。そこで、私たちは小さい頃より共通感覚を学び、それに従うことを心がけるようになります。このような共通感覚を身につけることで、多くの人が快適に過ごすことができます。

　一例をあげますと、交通「ルール」を守ることで、安全に生活することができます。また、役割についても同じことがいえます。作業療法士のキールホフナー（Kielhofner）は、**役割には「役割期待」と「役割台本」がある**と述べました。具体例をあげながら説明しましょう。

　私たちは上司と部下、教師と生徒のように違った役割を担っています。その役割には社会的な共通感覚があり、上司には最終決定が「期待」されるため、その期待に基づき＝台本に基づき行動しようとします。このように、共通感覚は社会生活や参加を促進することに役立っています。

2 共通感覚の弊害

　ここまで共通感覚が社会生活を円滑にすることをお話ししました。一方で、共通感覚が社会生活の弊害になることもあります。

　みなさんは、特大ステーキを食べるときに何を使いますか？　おそらく、フォークとナイフでしょう。では、和食はいかがでしょうか。この場合、フォークやスプーンよりも箸を使って食べるのではないでしょうか。さらに食事には地域独自のマナーがあり、日本ではキレイに食べることがマナーとして求められます。しかし、誰もがキレイに食べることを得意とはしていません。

　私は焼き魚から身を取り出して食べることが非常に苦手で、いわゆる「食べ方が下手」なほうに分類されます。ですから、私は宴席で焼き魚がでてくるとゲンナリします。なぜなら、キレイに食べることができず、誰かから何か言われないか心配だからです。共通感覚というのはこのような弊害をもたらします。

　実際、この共通感覚が原因で外出ができなくなってしまう人も多く存在します。疾患や障害により、箸が使えない、正座ができない、食べこぼしをしてしまう、清潔に保てないなど、あげるとキリがありません。**作業療法士は、このような共通感覚の弊害を調整することも仕事のひとつとしています。**

3 道具や材料の使い方

　家事では、さまざまな道具や材料を使います。その道具や材料も、共通感覚からの影響を受けていることがあります。みなさんはお肉を切るとき、包丁で切っていると思います。では、野菜炒めをつくる際に、下拵えとして

豚肉をハサミで切る方がどれくらいいらっしゃるでしょうか。おそらく少数派だと思います。中には、ハサミで肉を切るなんてありえないという方もいらっしゃるかもしれません。余談ですが最近の焼肉屋では、カルビ肉をハサミで細かくすることも多いですが、その際には違和感を覚えないのかもしれません。

　このような家事における問題は、社会生活とはかけ離れているにもかかわらず、共通感覚からの影響を受けている点が特徴です。そのようなケースの場合、**これまでとは考え方や認識を変えるサポートから始めます**。具体的な方法としては、**情報提供、考え方の変化に対する賞賛**などにより、**徐々に行動変容を促していきます**。以前までのやり方を変えられない人の多くは、これまでの共通感覚や信念を変えられないことが影響しています。もし、対象者の周りに家族など身近な人もいるようでしたら、家族全体で変えていくことも手段のひとつかもしれません。

4　多様な考えで行動変化を

　道具や材料の使い方は、常識に捉われないことが一番大切なことだと思います。その上で大切なことは、いかに共通感覚から脱することができるかにかかっていると感じます。ですから、日頃から多様な考えに触れ、自分の行動をいかようにでも変化できるように準備しておくこと、そのような考えを啓発することが大切だと感じます。

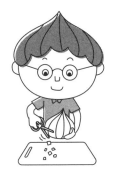

Chapter 5 活動ごとにステークホルダーを見つける

1 日常生活とステークホルダー

　ステークホルダーは、日本語で利害関係者と訳されます。私たちは、他人からの影響を受けながら社会の中で生活しています。この影響には、良い影響も悪い影響もどちらも存在します。

　ご自身の生活を振り返ってみるとわかりますが、1日の中でステークホルダーは常に変わっていることがわかります。朝ごはんを食べるときは家族、会社では同僚や上司、取引先、習い事に通っているならそこでのチームメイト、帰ったらまた家族といった具合でしょうか。このように、私たちの日常生活はステークホルダーの存在なしでは成り立ちません。

2 キーパーソンとステークホルダー

　医療福祉の専門職は、頻繁に「キーパーソン（問題解決の鍵となる人物）」という言葉を用います。このキーパーソンとステークホルダーの違いについてお話しします。

　私には小学生の息子がいます。息子にとっての私は、間違いなく「キーパーソン」に位置づけられます。私は息子を扶養し育てる義務（権利）がありますし、何かトラブルや問題が発生した場合、私が責任をもって対処する必要

があります。

　一方、ステークホルダーの視点からみたとき、私は息子のステークホルダーでしょうか。**日常生活の視点からみてステークホルダーなのかを判断するとき、その日常生活に関与しているのかが鍵となります**。息子は小学校で授業を受けていますが、私はその授業には参加していませんので、その活動のステークホルダーではありません。そして、息子がゴルフの練習をする際には同席していますので、ステークホルダーといえるでしょう。

　なお、息子が小学校で授業を受ける際に私はステークホルダーではありませんが、息子の「キーパーソン」ですので、学校生活で問題が発生した際には対処する義務があります。

　このように、キーパーソンとステークホルダーは似ていますがまったく異なる性質をもっています。

3 活動ごとにステークホルダーを決める

　日常生活に援助が必要な場合、活動ごとにステークホルダーが誰なのかを明らかにしていきます。具体的には、食事、着替え、テレビ、トイレ、デイサービスの送迎、入浴といった活動に誰がかかわっているのかを考えていきます。もし、デイサービスの送迎にかかわる「スタッフ」がうまく支援ができていない場合、**作業療法士はそのスタッフに対して支援を行う必要があります**。同様に、施設内で入浴支援がうまくできていない場合、作業療法士は対象者とスタッフの支援をしなければなりません。

　このように、**作業療法士は活動ごとにステークホルダーを決め、「誰が支援対象者なのか」を明確にすることを心がけています**。

4 キーパーソンにステークホルダーの役割をすべて求めない

　医療福祉の専門職は先に「キーパーソン」を明確にする傾向があり、活動ごとにステークホルダーが変わることを知らない場合があります。キーパーソンにステークホルダーの役割を求めるとは、どういうことでしょうか。

　入院中、介護方法について家族に指導することがありますが、なぜ家族に対してそのような指導が無条件に必要なのでしょうか。教科書的には正しいと思いますが、私は違った視点をもっています。

　キーパーソンに求められるのは「問題に対処する」ことですので、移乗支援など技術的なことを指導するよりも、どのような日常生活の問題に公的援助を求めたほうがよいのかレクチャーすることのほうが優先度が高い場合があると考えています。

　キーパーソンに網羅的な介護方法を提供することは、退院後の「介護生活」に対して不安を高めてしまうおそれがあります。しかし、介護が必要な場面は相手とのかかわり方によって違うわけですから、本来は網羅的な情報提供の必要はないわけです。

　したがって、キーパーソンにはキーパーソンとしてのあり方を教育し、どの活動に対してステークホルダーとなるかを評価した上で、指導を行うことが理想ではないかと感じます。

　このような見方は、活動を支援する作業療法士ならではだと思います。

Chapter 6 紙コップタワーの可能性を引き出す

1 紙コップタワーって？

　みなさんは、紙コップタワーをつくったことがありますか？　紙コップタワーとは、その名の通り紙コップで高い塔（タワー）をつくっていくことを目的とした、一種の遊びです。近年、紙コップタワーはグループワークの導入時に行われる「アイスブレイク」としても利用されるようになりました。

　紙コップタワーの良い点として、特に決められたルールがなく、疾患や年齢に関係なく誰もが一緒に参加できること、積み上げることや壊すことに楽しみがあることがあげられます。大量の紙コップを準備する必要がありますが、ぜひ2名以上集まったら取り入れてもらいたいアクティビティです。

2 紙コップタワーを操る

　さて、紙コップタワーはとても自由度が高いため、いろいろな方法にモディファイ（変更）することができます。代表的な変更方法としては、かかわる人の人数や特徴を変えることです。初対面の人と組み合わせたり、歳が離れた人と組み合わせたりすることで、まるで違う活動に変えることができるでしょう。また、場所を机から床、不安定な板の上などに置くことで活動を変えることができるでしょう。このように、紙コップタワーは手軽に楽し

さや難しさを変えることができます。

　紙コップタワーで変えられるのは、環境だけではありません。たとえば、崩れてしまった際に責任の所在がわからなくする方法、ルールがわからなくてもすぐに参加できる方法、身体の負荷を高める方法など、多岐にわたります。このように、紙コップタワーはいろいろな角度から調整することで無限の可能性をもたらすのです。

3　人の特徴と紙コップタワーの特徴を掛け合わせる

　ここまで、紙コップタワーが無限に調整できることをお伝えしました。では、どのような改変をしてもよいのかといえば、そういうわけにはいきません。なぜなら、参加者の特徴を理解しなければ、たとえ調整が可能な紙コップタワーであっても、参加することが難しいからです。

　たとえば、乳がんの方について考えてみましょう。一般に、がんには４大治療法があり、手術療法、放射線療法、化学療法、免疫療法が該当します。乳がんの方であれば、手術療法や化学療法が行われることになります。手術療法を受けた場合、腕を前や横に挙げることが難しくなる傾向があり、化学療法でタキサン系抗がん剤が使用されると手にしびれ感がでることがあります。

　このような治療を受けた方が配慮を受けずに紙コップタワーを行うと、重なった紙コップが取れなかったり、高い位置にコップを置けなかったりする可能性があります。では、どうしたらいいのでしょう。はじめから配慮を施す必要があるのでしょうか？　あるいは、何の配慮もしないのでしょうか？　課題を簡単にする必要があるのでしょうか？

この問題に確かな自信をもって判断を下すことは、非常に難易度の高いことだと思います。この問題の最適解を出すためには、人々の特徴を十分に把握し、そして、活動の特徴も十分に把握しておかなければなりません。たかが、紙コップタワーではありますが、紙コップタワーの調整は非常に奥深いものなのです。

4　紙コップタワーから考える日常生活の組み立て方

　私は基礎作業学実習という科目を担当しています。この講義では活動（作業）の特徴を分析できることに焦点をおいており、その科目の中で紙コップタワーを使った学びを行っています。**作業療法では、対象者が日常生活上の活動を安全に、かつ、今よりも楽に行えるようにサポートします**。紙コップタワーで考えたことをあらゆる活動においても、考えているわけです。

　紙コップタワーの場合、単体の活動として検討すればよかったのですが、日常生活はもっと複雑なものとなります。電車に乗り、買い物に行って、寄り道してお茶をし、子どもの迎えに行く。それらを似たもの同士の塊に分割し、支援を行っています。日常生活のサポートはとても奥深いのです。

Chapter 7 お風呂はお風呂であって、お風呂ではない?
─日常生活を分解する─

1 料理のレシピ本

　作業療法士は、日常生活を分解することがあります。みなさんは料理のレシピ本をご覧になったことがあると思いますが、レシピ本にはおよそ5〜7段階を経て料理が完成するよう説明がされています。作業療法士も、このレシピ本のように、**さまざまな日常生活をいくつかの段階に分解している**のです。

　では、誰にでも日常生活を分解することができるのでしょうか。実は、この日常生活を分解することは非常に難易度が高く、いつまでたっても上達しない作業療法士がいるほどです。それでは、レシピ本と作業療法士による日常生活の分解は、何が一緒で何が違うのでしょうか。

　みなさんは、料理のときの「さ・し・す・せ・そ」をご存知でしょうか。「さ」は砂糖、「し」は塩、「す」は酢、「せ」はしょうゆ（昔はせうゆと表現）、「そ」はみそを表しています。この「さしすせそ」ですが、単に使用する調味料を表しているのではなく、この順番に使用することがよいとされています。つまり、この「さしすせそ」は、料理中に「どのように」調味料を使うのかも順序性も表しているのです。

　レシピ本に課された役目は、美味しい料理ができることですので、どの

ようにつくるのかを明確することは重要なことだといえます。したがって、レシピ本は美味しくつくるための「How to」をわかりやすく区切っており、順番や分量も厳密に指定しているのです。

　では、作業療法士による日常生活の分解はどうでしょう。日常生活の分解も、料理にとても似た分解をしていると思います。ただ、作業療法の支援では「美味しく」つくる以前に「安全かつこれまでのように料理をつくることができる」ことをまず優先します。言い換えると、**どのようにつくるのかといった問題よりも、安全性、援助の必要性に焦点をあてる必要があります**。したがって、実施する順番は仕上がりに影響がない限りこだわりません。
　「どのように」にこだわりすぎると、進める順番や方法まで厳密に決まってしまうため、これまでの個人の経験や趣味・嗜好が排除される可能性があります。反対に「何をするか」に注目すると、これまでの個人の経験や趣味・嗜好、実施する環境の特徴を活かすことができるようになります。作業療法の目的は日常生活の「可能化」であり、自分らしい生活を送ってもらうことにあります。ですから、日常生活の際は、その当事者が活きるような分析を心がけているのです。

2　同じ名前でも中身は千差万別

　私たちは日常生活の中で、多種多様な活動を継ぎ目なく行っています。私は自宅を訪問して作業療法を行っていますが、そこでは同じ「入浴」でも本当にさまざまな意味があることを学びました。みなさんは自宅での入浴を思い浮かべたとき、どのような場面をイメージしますか？　まず、洋服はどこ

で脱ぎますか？　話を聞く限り、リビングや自室から素っ裸で風呂に向かう人は、老若男女問わず案外多いようでした。特に、家族構成が小さいとその傾向が強くありました（生活環境が狭いことが影響しているようですが）。

　洗体や洗髪の順番などは想像がつくでしょうが、入浴時に浴室を毎回掃除する方も比較的多くおられます。最後に、身体の拭き上げですが、バスタオルを使う派とフェイスタオルを使う派に分かれるほか、季節を問わずしばらく着替えない派の方もいらっしゃいました。このように、「自宅における入浴」は千差万別であるため、活動の名前だけを聞いて想像することが大概イメージ外れであることもわかります。

3　日常生活の分解は生活を変える第一歩

　このように、人々の生活を支援する際は、独自の方法で行なっているその方法を理解し、何を達成すればよいのか、対象者と一緒に考えることから始めます。人の生活は思った以上に多様で、やり方も多種多様です。日常生活の分解は生活を変える第一歩であると同時に、作業療法士にとっては専門職の核となる分析方法といえるでしょう。

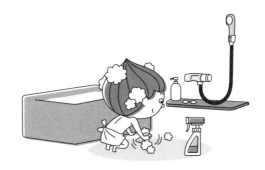

Part 4

作業療法士はこんなことをやっています！

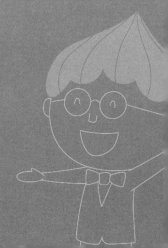

洗濯物の干し方、オーダーメイド承ります

Chapter 1

1 洗濯物の干し方は人によってさまざま

　最近、ドラム式洗濯機やガス式乾燥機の利用者が増加したことにより、洗濯物を干さない家庭も増えてきました。それでも、縦型洗濯機や2槽式洗濯機の利用者はまだまだ多く、利用者宅を訪問しても縦型の方が多数派であるように思います。したがって、大多数の人々にとって、洗濯物を干すことはまだまだ日常生活の一部といえるでしょう。

　さて、みなさんはいつもどのように洗濯物を干していますか？　具体的な話をしましょう。みなさんが長めのフェイスタオルを干すとき、パラソルハンガーを使っていますか？　あるいは、ピンチハンガーを使っていますか？　もしくは、これ以外の方法でしょうか。私の印象ですが、利用割合は半数に分かれます。例にあげた2つの方法は、それぞれ利点と短所があります。

　パラソルハンガーの場合、タオルを大量に干すことができること、パラソルハンガーが固定されているので干しやすいことが利点といえるでしょう。欠点としては、タオルを折り曲げて干すため、乾きにくさや洗濯臭が残ってしまうことがあります。ピンチハンガーの利点と短所は、パラソルハンガーの真逆といえるでしょう。

このように、正反対な特徴をもつパラソルハンガーとピンチハンガーですが、使っている人はそれぞれの利点に価値があるからこそ習慣的に使っているわけです。そのため、パラソルハンガーのユーザーがピンチハンガーで洗濯物を干すことに抵抗を感じる方は多く、またその逆も同様です。このように、洗濯物を干すことに関して、多くの方が強いこだわりをもっています。

2　洗濯チェックポイント

[使っているハンガーの種類]

　ハンガーは洋服を干す際の不可欠アイテムです。このハンガーですが、洗濯バサミのように竿を挟むタイプやかけるだけのタイプがあります。また、素材によって洋服がすべりおちない工夫がされているものもあります。最近は、バスタオル専用のハンガーなども販売され、その種類はますます多様になっています。

　このハンガー類、自宅や本人の状態とマッチングしていないことがしばしばあります。先ほど紹介した物干し竿を挟むタイプのハンガーですが、洗濯物が飛ばされないメリットがあり、挟むために一定以上の握力や高い場所に手を伸ばす必要性が生じるデメリットがあります。興味深いこととして、ご自宅にうかがってみると、風が通らない場所に挟むタイプのハンガーで干している場合があります。そのような風が吹かない場所であれば、挟むタイプのハンガーを使う必要性はないでしょう。

　また、洗濯物を干すためのポールが異様に高いことがあります。ポールを高くする理由ですが、シーツを干したり、ピンチハンガーにバスタオルを干

したりすること、あるいは、陽があたり風が通るようにするために高くしていることがあります。

　元気なときはいいのですが、高いところに手を伸ばすことはバランスを崩しやすかったり、そもそも肩が上がらず洗濯物が干せなかったりします。毎日の洗濯を習慣的に干せていない人が、シーツを習慣的に干すことができるでしょうか。あるいは、本当にその高さでなければ陽の光や風通しを確保できないのでしょうか。

　可能であれば、どこでそのハンガーを購入したのかを尋ねることで、趣味・嗜好や生活行動範囲も知ることができます。作業療法士は訪問先で、ハンガーを見つけるとそのようなことを考えています。

[干すための道具が大量にあるか]
　洗濯物を干すための道具を見せてもらうと、大量のピンチハンガー、パラソルハンガー、洋服ハンガーが出てくることがあります。洗濯物を干す際に使用する道具の量は、家族構成と洗濯頻度が関連しています。当然ながら、家族の人数が多ければ多いほど、大量の道具が必要となります。

　一方で、家族構成の人数が少ない場合でも、洗濯頻度が少なければ、一度に大量に洗濯することになるため、道具は大量に必要となるでしょう。これに該当しないケースとしては、家族が減った場合があります。もともと家族が多くても子どもの独立や両親の死亡により、構成メンバーが減ることがあります。家族が減っても道具が減らないことは他の場合でもあることで、特に、洗濯ではありませんが食器で、その傾向が強くみられます。

　干すための道具が大量にあると、どのような弊害があるのでしょう。私た

ちは、洗濯物を干す際に、洗濯物を運ぶだけでなく、干すための道具も運ぶ必要があります。干す道具が大量にあるとかさばって取りにくい、運ぶときに重いなどの問題が生じます。したがって、適度な道具の量に調整することは、安全かつ楽に干すために必要なことだといえます。

[洗濯かごのタイプは？]

　洗濯を入れたり運んだりするかごも、種々さまざまです。柔らかい、かたい、大きい、小さい、持ち手がある（ない）、色、折りたためるか否かといったところかと思います。このような洗濯かごのタイプに注目することも大切なチェックポイントです。洗濯かごの大きさに比して一回の量が多すぎる（少なすぎる）、そもそもかごの自重が重たいなどは、洗濯物を干す際の障壁となるでしょう。かごを再検討してもらうことは、大切な支援となることが多いので、支援の際は注目しています。

3　オーダーメイドで洗濯物を干す

　最後に洗濯物の干し方を提案してみたいと思います。あくまで例示であって、対象者や環境が変わればガラリと変わるでしょう。

　洗濯物を干すとき、ベランダやバルコニー、庭で右に左に移動した経験があると思います。右に左に動くのは、洗濯物を干せる場所に移動する必要があるから動いているのだと思います。ベランダやバルコニーに干すとき、徐々に干している洗濯物が増えるため、屈んだり身体をひねりながら移動する必要が出てきます。元気なときはいいのですが、身体のバランスが悪い場合などは転倒につながりかねません。では、どのように干せばよいのでしょ

う。

　アイデアとして、空のかごを２つ以上準備することを提案します。ベランダの場合、奥から長い物を干し、徐々に丈の短い物を干していくことにします。そのために、洗濯機から取り出し、ごちゃごちゃに入った状態から「トリアージ」することにより、順序よく干していくことができ、行き来する頻度をかなり減少させることができます。

　一方、トリアージが苦手で、バランスが悪い人もいたりします。その場合は、洗濯の頻度を増やすことで一回の洗濯量を減らし、右往左往の移動幅を縮めることに取り組みます。一回の量を減らすために、新たに小さめのかごを購入することや、タオルの量を減らすことも同時に行うことで対応できるでしょう。このように、対象者の状態に合わせて、作業療法士はオーダーメイドで洗濯物を干す援助を行うことができるのです。

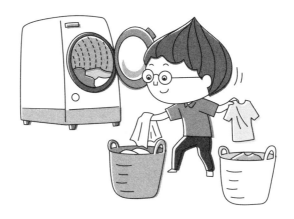

Chapter 2 自動車運転の再開は、再開しないことでもある

1 移動の大切さ

　私たちが日常生活を営むにあたり、ある場所から別の場所に移動することは不可欠なことです。自宅からスーパーに出かけ、スーパーの帰りに銀行に立ち寄る。移動のパターンは無限にあり、ときには海外なんてこともあるでしょう。移動することは、日常生活を維持することに欠かせないだけでなく、自分らしさを保つ上でも欠かすことができません。作業療法の対象者は、疾患や障害により移動が困難になったり、移動手段の選択幅が狭くなったりする場合があります。ここでは、作業療法士がどのように対象者の移動を支援しているのか、特に自動車の運転支援について紹介できたらと思います。

2 自動車が運転できるように支援する

　みなさんは遊園地でゴーカートに乗った経験はありますか。ゴーカートを運転するためには身長制限を満たしていることが必要で、たとえば130cmに満たない場合は助手席に座ることになります。自動車を運転する際にも一定の要件をクリアしている必要があり、クリアした方に自動車運転免許が交付されています。運転免許は一定期間ごとに更新する必要がありますが、要件に関する再検査はよほどのことがない限り行われていないかと思います。

さて、作業療法士は自動車の運転支援として何を行っているのでしょう。疾患や障害のある方は、それが原因で自動車運転のために必要なスキルが著しく低下することがあります。具体的には、ハンドル操作やアクセル、ブレーキ操作ができないこと、乗降ができないことなどがあげられます。これらは単に手や足の運動制限だけに限らず、危険を予測したり反応したりする能力の制限が原因となります。そのため、作業療法士は車の運転に向けた機能回復と、日常生活の中で移動をどう確保するか、行動変容のための支援を行うことになります。

　機能回復について、簡単に紹介します。まずは、両手両足の運動機能の制限がどの程度あるのか評価します。そして、机上検査というペーパーテストや記憶、注意力の状態を評価するテストが行われます。この両者には順序性はなく、自動車運転支援の必要性に関係なく行われていることが多いです。自動車運転の支援は専門知識や機械が必要となるため、これ以降の評価や支援は特定の施設のみで実施されています（インターネットで検索すると発見できます）。

　自動車運転支援を専門としている施設では、シミュレーターを使って反応速度や危険予測を評価したり、簡単な視野の検査を行っています。これらの過程を経て、実車での練習が可能と判断されたら、実車を使った練習も行います。なお、実車を使った練習を行う施設は国内にごくわずかしかないため、このような支援がまだ一般的ではないことをご理解ください。そして、最終的には医師の診断書を持参し、運転免許センターで適性検査を受けることになります。

　以上が、機能回復に焦点をあてた支援の流れです。最近、運転免許センター

に作業療法士が作業療法の知識とスキルを提供するために雇用されたことが話題になりました。自動車運転に関連した機能回復の状態は、機能回復と並行して支援する行動変容への支援にも大きくかかわってきます。

3　日常生活の振り返りから、自動車を考える

　ここまで、自動車運転再開のための機能回復についてお話ししてきました。自動車運転を再開するためには、機能回復の支援だけで十分でしょうか。実は、十分どころかまったく不足しているといえるでしょう。その理由について説明します。

　よく、人は人生で絵本に三度出会うと耳にしますが、ドラえもんにも同じく人生で三度出会うのではないかと感じます。現在、私は二度目のドラえもんに出会っている最中ですが、どこでもドアとタケコプターは今でも健在です。タケコプターで、空を自由に飛べるのはいいですが、雨の日などは大変そうですし、身体への負担も大きい印象があります。私は高所恐怖症でもあるので空を飛ぶことは目的にありません。2つの道具はどちらも「移動手段」ですので、個人的にはどこでもドアだけで十分ではないかと感じます。

　話題を戻しますと、自動車は移動手段のひとつであり、ドライブのように車に乗ることが目的ではないことを理解してもらうことが重要になります。運転再開のための行動変容の第一歩は、これまでの習慣通りとはいかないことを理解することから始まります。たとえば、自動車を日用品の買い物、通院、孫の送迎に使いたいと考えているとしましょう。この3つの活動ですが、どれも同じ難易度ではありません。

　孫の送迎の場合、他の子どもたちが近くにいるため、注意すべき対象範囲

は格段に多いといえるでしょう。また、孫の送迎の時間帯は小・中学生も動いている時間帯でもありますので、送迎場所を離れても引き続き注意が必要になることでしょう。通院は、孫の送迎ほどではないにせよ、やはり人に対する注意を高めておく必要があるでしょう。

　一方で、スーパーへの買い物は、子どもが保育園や小学校の時間帯の混雑時間帯を外せば、前の例よりも楽かもしれません。したがって、すぐにすべての作業を始めるのではなく、課題難易度を考慮して、始められることは何かを検討するわけです。

　このように、自動車運転を再開することは、再開しない、あるいは延期することを決めることでもあるわけです。一方で、自転車を使ったり、あるいは、車の運転を「あきらめて」と「押しつける」ことがストレスになる心配もしなければなりません。ドライバーには運転をあきらめたくないという思いがあり、それは、運転をあきらめるといろいろなことができなくなってしまう、という考えに陥る傾向があるからだと思います。

　本当は、いろいろなことを「やりたい!!」と思ってもらえることが大事で、その中で運転を支援できるとよいのではないかと思います。運転だけにこだわっていると、そこだけに固執して生活再建につながらないおそれがあります。運転を再開できなくても、後者のようなマインドを教育しておけば、生活は再建できるのではないかと思います。そういったリテラシー教育を早めに行うことも重要だと思います。

Chapter 3 メイクアップで一番難しいのは「非利き手側のマスカラ」

1 活動内の難易度を明らかにする

　活動にはそれぞれ難易度があり、その難しさ（やさしさ）は比較的普遍（誰にとってもたいして変わらない）であることが知られています。難易度の検討は作業療法を進める上でとても大切にされています。さらに、活動内でも難易度を検討しています。

　カレーライスをつくる工程について、考えてみましょう。一般に、以下の工程を行っているのではないでしょうか。

① 冷蔵庫から材料を出す。
② 玉ねぎやにんじん等の野菜を洗って切る。
③ 肉を切る。
④ 鍋を取り出し、火にかける。
⑤ 玉ねぎを炒める。
⑥ 肉を炒める。
⑦ 水を入れ、しばらく煮込む。
⑧ アクを取る。
⑨ 米を炊飯器にセットして炊く。
⑩ 火を止め、カレールーを入れる。
⑪ 盛りつける。

　面白いのは、人によって行う順番が違うことです。野菜よりも肉を先に切る人もいれば、米を一番に炊く人もいるかもしれません。一方で、順序性が決まっている工程もあります。煮込み→焼くという順序は成立しませんし、

焼いて野菜を切るということもできません。このように、活動には「工程」とよばれるものがあり、この工程が集まることによって活動が構成されています。

　人が病気やケガをしたとき、残念ながら活動を安全かつ楽に行うことが難しくなってしまいます。そうなった場合、活動をあきらめてしまう人も多くいらっしゃいます。しかし、活動を工程に分けることにより、再び活動を行える可能性がないのか検討することができます。②については市販品で代用できないか、⑧のアク取りについては代用品を使えないかなど、たくさん検討することができます。どの工程を実施してもらい、どの工程に援助をするのか決める際に、今回のテーマである「工程の難易度分析」が役に立ちます。

2　化粧と作業療法

　化粧は、男女問わず日常的に行っている活動のひとつです。化粧には広義と狭義の定義があります。狭義の化粧は、ファンデーションやアイシャドウといった化粧を施すことが該当します。一方、広義の化粧には、身だしなみを整えること全般を指すため、洗髪なども化粧行為として扱われます。作業療法では、化粧が安全かつ楽に行えるようサポートすることに注力しています。化粧が楽に行えるようサポートするためにも、化粧の工程を難易度の視点から分析することはとても重要なことです。

3　関節リウマチの方の化粧難易度

　作業療法士の川端美月さんという方が、東京都立大学大学院で関節リウ

マチの方を対象に、化粧工程の難易度を検討しました。調査は全国5か所の病院に通院する59名を対象に実施しました。この調査では、スキンケアからメイクアップなどの活動を延べ40項目の工程に分類し、それぞれの難易度を簡単〜難しいまでの4段階で評価してもらいました。

　その結果、関節リウマチの方にとって最も難しい工程は、順に「マスカラで非利き手側のまつげを塗る」「利き手側のアイラインを引く」「アイブロウで両眉の左右のバランスをとるための微調整をする」でした。一方、関節リウマチの方にとって最もやさしい工程は「リップをくり出し・繰入れする」「パウダーファンデーションを適量とる」「化粧水や乳液のポンプを押して適量出す」の順でした。

　この結果より、関節リウマチの方にとって、細かい動きを必要とする目元周囲のメイクが難しいことが明らかになりました。

　この研究の興味深い点は、さまざまな化粧の工程の難しさを一列に並べ、そして、そこから難しい工程とやさしい工程を調べた点にあります。その他の日常生活でも同じような分析を行うことにより、どのような工程が難しく、そして、どのように補完すればよいのか、考えることができます。作業療法士はこのような分析を得意としています。

Chapter 4 絵が苦手な小学生、色鉛筆を使わないといけませんか？

1 環境に合わせることって、実はとても大変

　私たちが普段の生活で何気なくやっていることに、環境に合わせて行動を変えていることがあります。わかりやすく言えば、私たちは他人に対して行動を変えたり、物理的環境に対しても行動を変えたりしています。ひとつ、具体例をあげてみましょう。

　私の勤務先ではさまざまな会議があります。近年は電子化が進んでいるため紙の配布資料はずいぶんと減りましたが、まったくのゼロではありません。ご存知の通り、人は歳をとると高確率で老眼となるため、細かい文字が見づらくなります。およそ書類はA4で配布されますが、A4に細かい図表が掲載されていると、もはや想像で判断するか、読んでもらうかの２択になります。この老眼問題は、いつの間にか人が環境に合わせられなくなる好事例といえるでしょう。

　実は、環境に合わせられないという問題は、障害のある方や何かしらの制限、苦手なことがある方にとっては、頻発する問題なのです。作業療法士は、行動の際に問題が生じないよう、あるいは、影響が小さくなるよう援助しているのです。

2 道具や材料も環境の一部

　話題を小学生の学校生活に移しましょう。小学校に入学すると、お道具セットを購入することがあります。このお道具セットですが、教員側に立つと、全員が同じ道具を持っているため、生徒の指導が楽になるメリットがあります。また、道具や材料の減り方もおよそ同じであるため、生徒を管理する上でも楽だといえます。ちなみに、このお道具セットの購入は強制ではないため、保護者によって内容を変更することもできます。では、道具や材料をそろえることには、どのような問題があるのでしょうか。

　1点目として、先に述べた通り、子どもによっては物理的環境に合わせることができないことがあります。2点目として、取り組む課題の難易度を調整することが難しいことがあります。2点目について、詳しく説明しましょう。

　みなさんは図工の時間に絵を描いた経験があると思いますが、どんな道具を使っていましたか？　クーピー、クレパス、色鉛筆など、さまざまな道具があります。これらの道具ですが、比較的見栄えよく作品を完成できる道具とそうでない道具に分けることができます。クレパスと色鉛筆を比べると、クレパスはタッチの時点で面になっているため、線と面を区別なく描くことができるのが特徴です。一方で、色鉛筆は線が細いため、面をつくる際には基本的に線を工夫して利用することになります。このような特徴があるため、絵を描くという難易度はクレパスのほうが低く、色鉛筆のほうが高いといえます。

　さて、図工の授業目的が「完成した絵から達成感を得る」のであれば、道

具の選択肢は広げたほうがよいといえるでしょう。反対に、授業の目的が「道具の特性を理解する」のであれば、それに特化した課題を準備する必要があります。ハサミやのりも同様で、目的を明確にすることで、スティックのりなのか液状のりなのか、通常のハサミか握りバサミか検討することができます。このように、道具や材料を検討する際は、課題の目的を第一に明らかにし、その後、道具や材料を決めることがよいでしょう。

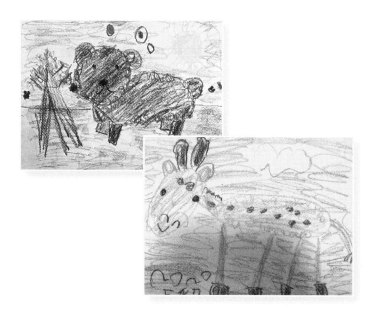

Chapter 5 みんなの旅行プラン、提案いたします

1 新幹線は何号車を予約したらよいか

　作業療法士が行動変容を考えるとき、活動にかけるエネルギー効率と安全性を高める戦略を考えています。この2点ですが、同じ活動であれば常に一定というわけではなく、時間や場所によって大きく変化するため、それらに対応した戦略を立てなければなりません。ここでは、新幹線で何号車を予約したらよいか、考えてみましょう。

　作業療法の対象者には、立ったり移動したりすることが苦手な方がいらっしゃいます。そのような方が旅行のために新幹線を利用するとき、どのようなことを検討したらよいでしょうか。移動が苦手ならばエレベーターやエスカレーターの近くの号車を予約したらよいでしょうか。実は、そうとは限りません。普段のみなさんの行動を思い出してもらいたいのですが、おそらく、改札階に降りるために急ぐことがあるのではないかと思います。特に、金曜日の夕方から夜、日曜日の夕方など人の移動が多い時間帯は、その傾向は顕著だと思います。このような状況においては、エスカレーターやエレベーター近くを予約することがかえって転倒のリスクを高めてしまいます。このような時間帯は、比較的端側の車両を予約したほうが降車後の準備を余裕をもってできるでしょう。

　比較的端側の車両は通路の往来が少ないメリットがあります。もちろん、

デメリットもあり、自分で移動することが苦手な場合、端側への移動には時間がかかってしまうため、早めの行動が必要になること、また、端側にはベンチが少ないため、立って乗車を待つ時間が長くなる、あるいは、近くの号車から乗車した際に発車後の車内移動が大変なことがあげられます。このような検討は、乗車中のトイレについても行います。乗車時間や必要なトイレの種類（例、誰でもトイレなど）を調べ、メリットとデメリットを整理し、最終的な時間と号車を決めていきます。

　いかがでしょうか。みなさんは新幹線の予約にどれほど労力をかける必要があると感じたでしょうか。失敗経験は、その後の再行動にブレーキをかけるおそれがあります。たかが新幹線の予約なのですが、対象者によりよい経験をしてもらうため、作業療法士はベストな号車と席を考えていくことになります。

2　温泉では洗体と入浴を分けてみる

　みなさんは、温泉はお好きでしょうか。私は大好きで、家族とよく出かけています。ところで、温泉に入ることもエネルギー効率と安全性を高めることにつながるのでしょうか。

　一般的な流れは、大浴場に移動＞脱衣＞洗体・洗髪＞入浴＞身体を拭く＞（髪を乾かす）＞着替え、ではないでしょうか。Part3（57ページ参照）で書きましたが、活動には順序性のあるものとないものがあり、髪を乾かすことと着替えの順番を入れ替えることはできるのではないでしょうか。しかし、その他の工程は基本的に省略が難しそうです。入浴の際に安全性とエネルギー消費が問題となるのは、温泉につかることと身体を洗うことにありま

す。どちらも立ったり座ったり、移動したりなど何かと行わなければなりません。今回の目的は温泉につかることですから、入浴を省略することはできません。一方、洗体・洗髪を省略できるかというと、これはモラル上NGといえるでしょう。では、どうしたらよいのでしょう。

　ひとつの解決策として、部屋に備え付けの浴室で洗体・洗髪だけ事前に済ませておくというのがいいかもしれません。部屋であれば、異性の介助者であっても洗体・洗髪を援助できますので、大浴場でのエネルギー消費は少なくなります。このように、目的を明確にし、そのために他のことを省略ができないか検討することはとても大切なことです。

　最後に、浴衣についても考えましょう。温泉に入るとなると浴衣を着たくなるものです。ただ浴衣は帯を結び、はだけないようにしなければなりませんが、帯を操作するには両手動作、あるいは身体の2か所を使って結ぶ必要があります。もし、片手が不自由だったり、手指が不自由な場合、帯を結ぶのに相当な時間がかかるか、できない可能性があります。この問題に関しては、ワンタッチ角帯を持参するとよいかもしれません。この帯は作り帯になっており、マジックテープで着用することができるため、結ぶよりも簡単ではあります（練習は必要でしょうが）。旅館のロビーにはサイズ違いの浴衣や華やかな帯が置いてありますが、ワンタッチ角帯などの備えがあれば、非常にありがたいと思います。

Chapter 6 小学校の席替えを手伝います

1 席替え

　小学校では、席替えがあります。席替えは一定期間がたつと一斉に席を移動する恒例行事で、小学生にとっては楽しみのひとつでもあります。一方で、クラスの中には個別事情を抱える生徒がいるため、無条件に席替えを行っているケースは少ないのではないかと思います。小学生の息子は近視のため保育園から眼鏡をかけていますが、席替えの際には黒板やスクリーンが見えるよう事前に配慮されているそうです。おそらく、保護者も事前に担任の教員に要配慮事項を伝達しているかと思いますし、保護者が伝達していないケースであっても、眼鏡や補聴器といった物理的な補助具を使用していれば、配慮されることがあるかもしれません。

　ただ、難しいのは、眼鏡や補聴器をしているだけで配慮されてしまうことが果たして適切なのか、立ち止まって考える必要があります。これは、注意欠如・多動性障害のある子どもの場合も同じかもしれません。疾患や障害の特徴に基づき環境調整を行うことは、活動を楽しく、そして、充実したものになることを阻害するおそれがあるかもしれません。作業療法士は、そのようなリスクを理解し、支援することができます。

2 クラス内での出来事を解決する

　作業療法には、小学校での作業遂行を評価するSchool-AMPSというものがあります。School-AMPSは観察型の評価ですが、パッケージ化された実践モデル（作業療法介入プロセスモデル、Occupational Therapy Intervention Process Model；OTIPM）があり、この実践モデルが席替えをする上で役に立ちます。学校で作業遂行の問題を解決するとき、以下の手順で実施することになります。

① 対象者とクラスメイトをおおまかに知る
② 対象者が今よりもクラス内で上手になりたいことを知る
③ 対象者がクラス内で実施していることを観察する
④ 対象者が上手に行っていたこと・うまくできなかったことを整理する
⑤ ④の理由を「人・活動の特徴・環境の特徴」から考える
⑥ 達成目標を対象者や関係者と設定する
⑦ 実践し、再評価する（③〜⑥を繰り返す）

　このようなサイクルで評価と実践を行うとき、疾患や障害、個人の特徴を評価することは特に優先されません。疾患や障害、個人の特徴は⑤の工程で初めてその影響について考えていくことになります。ただ、このサイクルを巡回させる際は、当然ながら疾患や障害に関する知識がなければできないため、作業の特徴と人の特徴を同時に考えられる作業療法士が必要となるわけです。

3 保護者には活動に影響することを伝えてもらう

　教育機関において、生徒の疾患や障害を知っておくことは、リスク管理の面からも重要なことです。しかし、すべての情報を学校側に提供する、あるいは提供してもらう必要があるのでしょうか。作業療法士の視点で捉えた場合、普段の生活を行う上で影響がすでに出ているのであれば、疾患や障害の情報と作業遂行の様子を教えてもらえたらと思います。そのような情報を提供してもらうことにより、生徒が安全かつ楽に活動を行うことができるようサポートできるからです。

　疾患や障害の情報だけが提供されてしまうと、過剰な配慮を提供してしまうおそれがあります。小さい頃は特に判断がつかないことも多いことが想定されるため、保護者と学校側が活動を中心とした意見交換を行う心がけが必要だと考えられます。

　現在、小学校などに作業療法士を配置する動きが自治体で見られるようになってきました。学校で作業療法士が助言できる強みは、先にもお伝えしたとおり、人の特徴だけに偏った評価を行わない点にあります。小学校は病院や施設ではありませんので、疾患や障害を「治療」する場所ではありません。小学校は、集団生活を学び教科を履修する場所する場所であり、そこではある種の「行動」が求められます。作業療法では作業遂行を改善することで行動変容をサポートします。さまざまな問題に取り組まなければならない小学校には、いまこそ作業療法士が必要なのだと思います。

Chapter 7 料理よりも栄養の摂取方法を学ぼう

1 料理がまったくできない／まったくしない人は、意外と多い！

　みなさんは料理に対して、どのようなイメージをおもちでしょうか。時おり、会話の中でまったくできないと話される方がいらっしゃいます。多くの場合、それは40パーセント本当の話で料理ができないんだと思います。ただ、60パーセントはいわゆる「もった話」であり、ご飯を炊いたり、味噌汁をつくったりと頻回に登場するメニューは作れたりするわけです。このように、日常会話で出てくる「料理がまったくできない」は料理が苦手であることを指す場合が多いと感じます。

　一方で、料理がまったくできない、あるいは料理をまったくしない方も一定数いらっしゃいます。私は家庭訪問型での作業療法を行っていますが、やはり料理がまったくできない（しない）という方に時おりお会いします。理由は本当にさまざまで、できないことに困っていらっしゃる方もいれば、そうでない方もいらっしゃいます。似たようなこととして、掃除をしない、洗濯をしないなどもあげられます。私たちは毎日行っていることを日常生活活動（Activity of Daily Living; ADL）とよんでいますが、ADLができない方にどのような戦略でかかわっていくのか、慎重に検討しなければなりません。

2　料理はできないといけないのか？

　では、料理はできないといけないのでしょうか。あるいは、料理はできるべきなのでしょうか。作業療法では、クライエント中心であることを心がけています。これは、対象者がしたい、あるいは必要とする活動は何かを明らかにし、その活動や周辺活動ができるよう支援することを意味しています。ときには作業療法士から見た活動の必要性を対象者に提示し、両者の意見をすり合わせていく方法も取り入れます（Shared Decision Makingといいます）。しかし、どちらの方法であっても、作業療法士が料理をするようにゴリ押しすることはないと思います。これには理由があり、**作業療法士は常に活動の「機能」「形態」「意味」を考慮しながら支援を検討している**ためです。それではこの3点を説明します。

　私たちが料理をする絶対的な理由は、栄養摂取と生体維持のためです。これを、**「機能」**とよんでいます。それ以外の理由として、家族のためにつくるためだったり、おもてなしをするためだったりすることがあります。これらは**「形態」**といって、対象者の活動の文脈（いつ、誰と、どこで、何を）によって常に変化します。さらに、料理をすることが生きがいだったり、喜んでもらうためだったりすることもありますが、これは活動がもつ**「意味」**とよばれます。このように活動は「機能」「形態」「意味」から分析することができるのです。

　さて、まったく料理ができない（しない）人が料理をする必要性を検討する状況を考えてみましょう。解決すべき問題は、栄養摂取をどうするのかだとわかると思います。したがって、栄養摂取の問題を解決するならば、料理への支援は必ずしも必要とはいえないのです。

3　台所のない家で料理を考える

　以前、台所がない家で料理をどうしたらいいか相談を受けました。
　Aさんは持病に糖尿病があり、服薬治療を行っていました。さかのぼること半年前、Aさんは脳卒中になってしまい、病院に入院することになりました。幸い、脳卒中でよく出現する運動麻痺はなく、その他の症状もありませんでした。ところが、退院後、Aさんが生活する家の大家さんより、脳卒中になったからもうコンロを使わないでほしいと指摘があり、それ以来コンロを使えなくなりました。元々台所がない家にコンロを置いて使っていたのですが、いよいよ料理がまったくできなくなってしまったのです。しばらくはお店で買ってきた惣菜を中心に食べていたのですが、糖尿病が悪化してしまい、なんとか料理をできないか考えてほしいというものでした。
　Aさんはなんとか糖尿病の悪化を防ぎたいという思いが強くありました。そこで、作業療法では、栄養管理の方法を習得することを目的に開始しました。Aさんの家に台所も冷蔵庫もありませんでしたが、電子レンジを購入し、火を使わない調理方法を学び、スーパーの惣菜と栄養バランスのとり方について一緒に考えることにしました。
　4回ほど作業療法を実施した結果、Aさんは電子レンジを使って温野菜をつくったり、冷凍食品を使った簡単な調理ができるようになりました。Aさんの栄養に関する知識も向上し、糖尿病の悪化を和らげることができました。このように、作業療法を進める際には、核心的な問題は何かを見極めることが重要なのです。

4 好きでもないけど、料理をやったほうがよいこともある

　作業療法の魅力として、偶発的な活動との出会いがあります。私たちは、何かを支援する際に目的と展望をもって支援を行いますが、必ずしもそうでない場合もあります。うつ病のように、休息が必要な人々もいれば、一度特定の活動から距離をおいたほうがよい人もいらっしゃいます。また、何もしたくないという人もいらっしゃいます。そのような人々に料理を勧めることはどうなのでしょう。場合にもよりますが、新たな活動との出会いとなるかもしれません。

　元来、人は興味や関心のある活動だけを行っているわけではなく、なんとも思っていない活動も行っていることがあります。そのような活動も、小さなきっかけを通して大好きな活動に変化することだってあります。したがって、まったく料理をしないからと料理に関する支援をしないとした前の説明には、誤りがあるかもしれません。

　活動を支援する作業療法とは、これほどに複雑でわかりにくく、混沌としているのです。

Part 5

転職しちゃった人たち！私たちがハマった作業療法の魅力

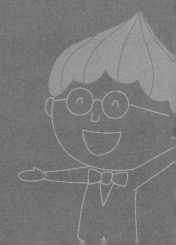

作業療法士は楽しいですか？やりがいはありますか？

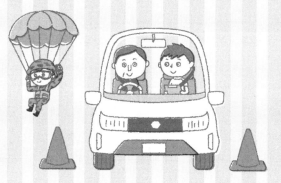

自衛隊 TO 作業療法

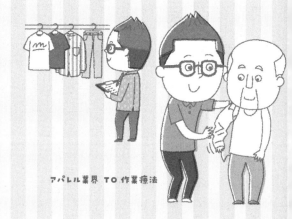

アパレル業界 TO 作業療法

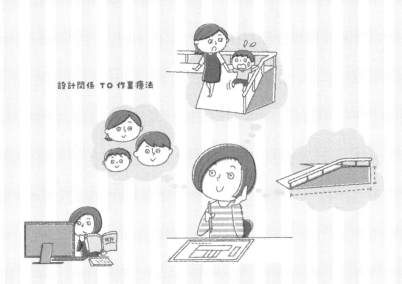

作業療法は楽しいかもしれませんし、楽しくないかもしれません。作業療法にはやりがいがあるかもしれませんし、ないかもしれません。けれども、それはどんな仕事だっておなじではないでしょうか。

大半の作業療法士は、高校を卒業してすぐに作業療法養成校に進学した人々です。ところが、作業療法士の中には異業種を辞めてわざわざ作業療法士になった人がいるのです。それでは、そのような作業療法士は、今楽しく、未来ある仕事として受けとめているのでしょうか。3名の作業療法士の経験からみていきましょう。

5-1 CHAPTER

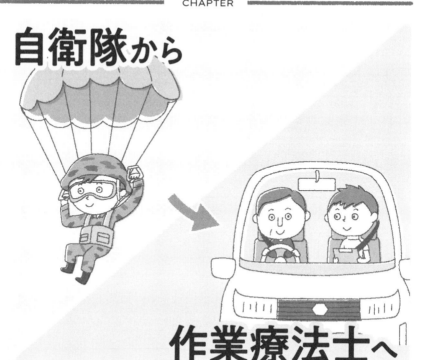

自衛隊から作業療法士へ

―― Job change ――

❶ どのような仕事をしていましたか？

　もともと消防士を目指しましたが、友達が自衛隊に受かっていたこともあったので、自衛隊に入隊しました。自衛隊に入り、希望してある部隊の試験を受験し、合格できたのでパラシュート部隊に配属になりました（日本唯一）。

　自衛隊にはさまざまな職種があり、私は施設中隊に勤務してました。この

施設中隊はブルドーザーなどを使って築城する部隊です。築城の際はブルドーザーを落下傘で落とし、利用できるように整備した上で利用します。そこで、基地をつくったり道路を舗装したりすることが役割でした。

　訓練では航空機から飛び降りることも行っていました。航空機からの飛び降りは、ヘリコプターはバンジージャンプみたいな感じ、飛行機は引きづられて出て行くような感じでした。自衛隊にいるときは、やはり国民を守るという意識が強かったので、これらの仕事は通常業務だと思って行っていました。

❷ 作業療法士を目指してみようと思ったきっかけは？

　自衛隊は残留要員が必要なため、外出が個人の完全な自由ではありません。それでも、入退後3年目以降に平日であっても外出ができるようになってきました。外出ができるようになると、仕事の反動で気晴らしの機会が増えたのですが、ある日、仕事と日常生活を振り返ったときに、このような生活のままでい良いのか？とふと疑問が湧いてきました。

　自衛隊は国民のために日々勤務しているのですが、有事以外はほぼ訓練や鍛錬に費やしていて、直接人に何かを施すわけではありません。そのため、人のために何かを施したという感覚は、人によるとは思いますが自分はもてずにいました。

　そんなとき、近所の発達障害施設がボランティアを募集しているのを見つけました。そこでは、土日にご飯をつくったり、家事を一緒にしたり、買い物にいったりしていました。また、施設利用者の就労をサポートするために、就労支援施設への外出支援も手伝っていました。手伝いを行っていた利用者の方が、苦労の末、就職先が見つかったこともありました。ある日、この方

が初任給をもらったそうで、非常にいい顔をして私にビールを買って持ってきてくれました。

　それが非常に印象に残っていて、人はやりたいことがやれるととても生きいきするんだなと。そういうことを支援する仕事はないのか、このことがきっかけで探すようになりました。その結果、本かネット情報で作業療法士を発見しました。それまで作業療法士は知らなかったのですが、とりあえず社会人だったので、夜間の学校を探し、受験しました。

❸ 作業療法養成校ではどのような毎日でしたか？

　自衛隊を退職後養成校に入学しました。入学後は、生活を維持するためのアルバイトを結構していました。1年次は解剖学や運動学など耳馴染みのない科目から開始となりますが、特に抵抗感はなく授業に参加できました。私は社会人経験者でしたが、周りにも社会人が多かったため、仲のいい友達とともに切磋琢磨することができました。とにかく、生活を維持することが必要だったので、勉強と仕事にほとんどを費やしていました。バイト先には友達もいましたし、それなりに楽しい毎日でした。

❹ 現在は作業療法士としてどのようなことをしていますか？

　現在は、リハビリテーションセンターに勤務し、脳血管障害や整形外科疾患の患者さんに対して作業療法を行っています。特徴的な支援として、自動車運転の支援を先進的に取り組んでいます。私のリハビリテーションセンターには実車と教習コースがあり、それらを活用した作業療法を行っ

ています。

　運転と地域における移動を支援することは、人がやりたいことを継続する上で重要なことで、特に地方部や人口減少地域においては、その重要性はさらに高まります。全国調査では、運転を支援した方の３割程度が運転を再開できていますが、私の施設では５割の方が運転を再開できています。一方で、半数の人々は再開できていないため、自動車運転だけに取り組むのではなく、その方の生活や社会的背景に合わせた支援をオーダーメイドで検討しています。

❺ 作業療法士の魅力を一言で

　人がやりたいことをやって、その人がいい顔をしているのを見られることだと思います。

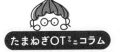　「作業療法士に腰痛問題はあるのか？」

　作業療法士に腰痛問題はあるのかと聞かれることがありますが、人それぞれです。最近は重いものを持ち上げないという方向にありますが、それでも支援の際に腰に負担がかかる場面はあるかもしれません。そういうときは周りの人が助けてくれます。腰痛もちで作業療法士をあきらめるようなことは必要ないかもしれません。

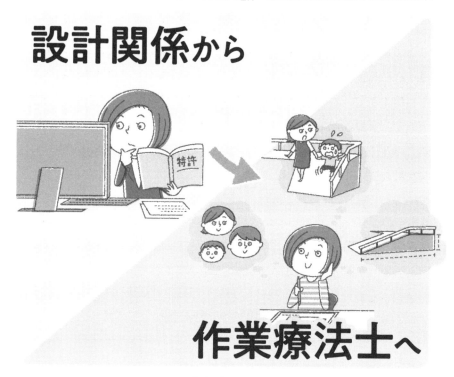

5-2 CHAPTER
設計関係から作業療法士へ
―― Job change ――

❶ どのような仕事をしていましたか？

　私は、大学では建築デザインの勉強をしていました。大学を卒業後、誰でも名前を知っている会社に入社しました。その会社では、デザインに関連した部門に配置されました。仕事内容は、おもにデザインの権利関係で問題がないかをチェックすることであり、毎日書類とにらめっこしていました。非常にタフな時間を過ごしたと思います。

❷ 作業療法士を目指してみようと思ったきっかけは？

　図面と書類の確認作業ばかりの生活でしたので、ずいぶんと疲労が蓄積し、こういうことがやりたかったんだっけ？と感じるようになりました。もう少し人とかかわる仕事はないかと思い、本屋で資格に関する紹介コーナーに立ち寄ったところ、作業療法士を見つけました。私が見つけた本には、一級建築士の教員が作業療法の魅力を紹介していました。それを読んだとき、「私はこの大学で勉強したい」と思い、受験勉強を始め、見事入学することができました。

❸ 作業療法養成校ではどのような毎日でしたか？

　他の方もおっしゃっているかもしれませんが、授業は忙しかったですが充実した毎日だったように思います。元々『これだ！』と思って決めたことでしたので、特に違和感なく勉強しました。きっかけになった先生には1年生の頃から研究室を訪ね、4年間お世話になりました。

　お世話になった先生はまちづくり研究にも取り組まれており、バリアフリーについて歴史から最新事情まで学びました。作業療法士の先生もバリアフリーに取り組まれており、心のバリアフリー*について研究をされていました。4年生の卒業研究もその先生の配属となり、建築の知識と作業療法学の知識を取り入れた研究を行いました。

＊心のバリアフリー：周りに困っていたり、戸惑っていたりする人がいることを予測し、その課題に応じて援助ができる、そのための準備および実践のこと。

❹ 現在は作業療法士としてどのようなことをしていますか？

　入学前は建築側の知識をベースに取り組めることをしようと考えていましたが、4年生の夏に作業療法学科の教員から、地域を起点とした自治体が運営する支援センターに就職してみないかと勧められ、そこに就職しました。

　運営母体が自治体であるため、住民に対するサービスも個別支援から行政サービスにつながるような支援まで幅広く携わることができています。作業療法の強みとして、日常生活と人を一緒に考えられるところにあると思いますので、今後もニーズは高い仕事だと考えています。

CHAPTER 5-3

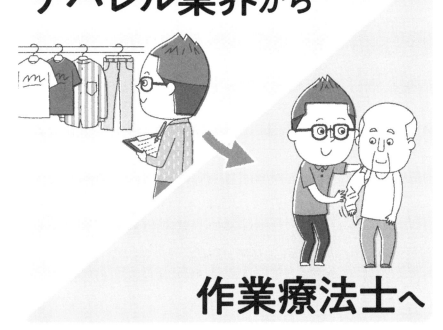
アパレル業界から作業療法士へ
Job change

❶ どのような仕事をしていましたか？

　大学を卒業するまで、駅伝一筋の生活を送っていました。駅伝は大学までで辞めて、卒業してアパレル関係の会社に入社しました。会社では商品管理の仕事を主に担当していました。とても大きな会社だったため、取り扱う業務内容も規模が大きく、非常にやりがいのある仕事でした。特に残業が多い

などの不満もなく、本当に楽しく仕事をやっていました。その仕事を通して、アパレル業界の仕組みを学ぶこともできたと思っています。

❷ 作業療法士を目指してみようと思ったきっかけは？

　私が大学に通っていたとき、姉は理学療法士の養成校に通っていました。姉とは実家で一緒に暮らしていて、いつも姉が楽しそうに理学療法士になるための勉強について話していました。社会人になってからも姉も私も実家で生活をしていました。

　私が会社で働いていたとき、姉は理学療法士として病院に勤務していました。ですから、家に帰って病院での仕事について話を聞くことも多かったです。仕事の話をする姉はとても楽しそうで、私も「病院の仕事って楽しそうだなー」と、だんだん思うようになりました。そのことがきっかけでリハビリテーションの仕事に就いてみようかなと考えるようになりました。

　理学療法士が転職するきっかけになったのですが、調べていくうちに作業療法ってなんだか面白そうだなーと思えてきました。もともと仕事で洋服を扱っていたことや、モノをつくったりすることもきらいじゃなかったので、やってみよーくらいな感じで養成校の大学に入学しました。

❸ 作業療法養成校時代はどのような毎日でしたか？

　入学後も、具体的なイメージがあったわけでもないので、いろんなことを楽しく感じることができました。作業療法って、こんな感じなのか？といった違和感とかも全然なかったです（笑）。社会人を経験しているので、周り

の人のほうが若かったのですが、なじんで一緒に勉強していましたし、周りの友人も違和感なく接してくれていたと思います。そんな感じで大学に通い、作業療法士になりました。

❹ 現在は作業療法士としてどのようなことをしていますか？

現在は、病院に勤務しています。普段は脳血管障害の方の日常生活ができるよう支援しているほか、色カルタ・クオリアゲームを使った支援や作業療法士への普及・啓発を行っています。その他、都道府県の作業療法士会の活動に参加し、作業療法士の発展に寄与する活動を行っています。

Part 6

実は職域拡大中！医療業界ではない世界で活躍する作業療法士

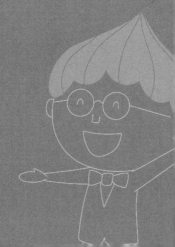

作業療法の知識は他の業界でも役に立ちますか？

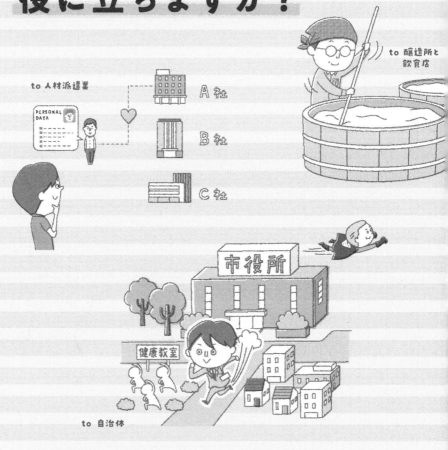

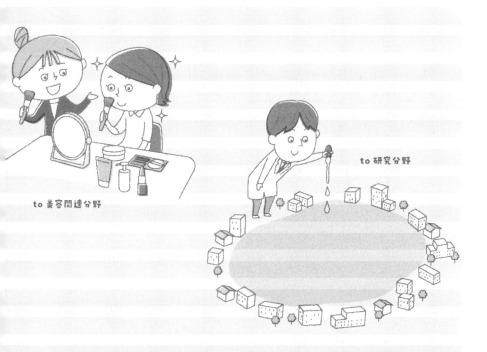

to 美容関連分野

to 研究分野

近年、医師、看護師、公認心理師など、医療専門職の資格をもった人が企業に勤務する例が増加しています。作業療法士も例外ではなく、企業で働く人や起業する作業療法士がめずらしくなくなってきました。

一方で、医療専門職の採用枠を設けていない企業が大半なため、企業としては採用した人がたまたま作業療法士だったということに過ぎません。
それでは、作業療法の知識を有する人は、病院以外でも人々の健康やWell-beingに貢献できるのでしょうか。あるいは、仕事を遂行する上で作業療法の知識は役に立つ、あるいは、周りからも認められているのでしょうか。

今回は、病院施設以外に勤務する人々を対象にインタビューを行い、それぞれの業界ごとにまとめました。

6-1 CHAPTER

人材派遣会社で活躍する作業療法士

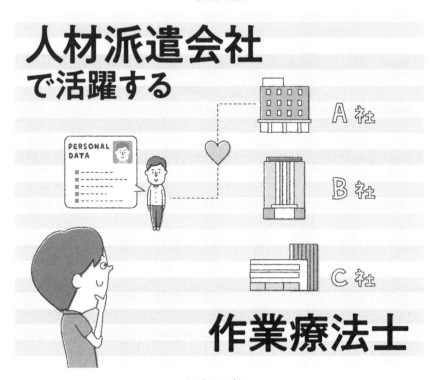

OT in action

❶ 仕事について

　人材派遣会社に勤務する作業療法士の方々に話をうかがいました。話をうかがった作業療法士は、大手の人材派遣会社に勤務し、仕事のマッチングを主に行っているとのことでした。また、別の作業療法士は医療系に特化した人材派遣会社に勤務し、専門職と病院のマッチングを行っているとのことでした。

❷ 健康やwell-beingへの貢献

　仕事の目的は、人と企業を結びつけることにあります。作業療法と親和性が高い面として、人の特徴と企業の特徴を同時に評価できる点にあります。人の特徴を評価する際は、その人の性格や趣味、興味の傾向のほか、報告はされていない疾患や障害の特徴が日常生活に表れていないかも検討します。また、家族構成や家族それぞれのライフスタイルも聞き取りの際にうかがうことが、紹介する仕事の候補を検討することに役立っています。

　仕事に対する意味づけにも注意を払っています。挑戦的な仕事がしたいのか、趣味を支えるための仕事なのか、そういった点も考慮できるように考えています。企業側から情報収集する際は、業務の内容を正確に把握できるように気をつけています。同じ営業職や人事関係などといっても、かかわる人数や規模などがさまざまであり、紹介後に齟齬がないようにと心がけています。このような取り組みを通して仕事を紹介することで、両者にとってよい関係性になればと考えています。

❸ 作業療法士らしさと感じるとき

　正直、病院で作業療法の経験があるからといって、企業ですぐに働けるとは思えません。企業で求められるスキルは、作業療法学で学んだこととは大半が別物だと思います。さらに、作業療法の考え方に基づき、企業内で何かをいきなり始めようとしてもできないと思います。企業で働きたいと思うのであれば、病院でキャリアを積むよりも卒後すぐに企業で働き、広い社会のルールを学んだほうがよいと思います。同時に、企業勉強を行い、就活に向

けた準備も怠らないことが大事だと思います。

では、作業療法の知識やスキルがまったく役に立たないかというと、そういうわけではありません。上記で述べたこと以外として、仕事に向かう上で物事の捉え方が違っているような気がします。作業療法ではコミュニケーションの構造を学びますが、それは、お客様や会社の同僚との交流時に役立っていると感じます。また、「なんで、この人は今、このようなことを言ったのか」といった疑問に気がつく頻度が人よりも多いかもしれません。それらをもって作業療法士らしいとか、ここの部分が作業療法、のように分けることはできませんが、少なくとも仕事の上で作業療法士の知識やスキルは役立っていると思います。

たまねぎOTからみた"人材派遣会社"での今後の活躍

人と仕事を組み合わせるという点では、人事に関する業務も同様かと思います。会社内における人事は複雑な要素が絡んでいることは想像できますが、より人の側面や仕事の側面を詳細に検討することはできるのではないかと思います。特に、入社後に体調を崩す人が近年増加傾向にあることが知られています。

作業療法士は、看護師など他の専門職と同じく医学専門科目を履修しており、身体と精神、どちらの領域でも支援を行っています。作業療法士の場合、歴史的に職業リハビリテーション分野に貢献してきた経緯もあり、そのような人々に対する仕事のマッチングのノウハウも有しているのです。

誰もが働ける環境づくりに、作業療法士は貢献できると考えています。

CHAPTER 6-2

自治体で活躍する作業療法士

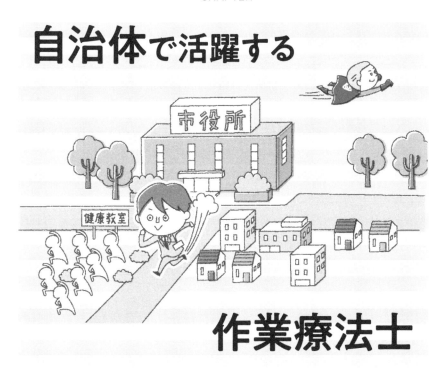

OT in action

❶ 仕事について

　自治体に勤務する作業療法士の方々に話をうかがいました。自治体に勤務するという点では、市民病院や町立病院に勤務することも含まれます。しかし、今回は病院ではなく、地域に密着した施設や各課に配属されている作業療法士が、どのように活躍しているのか、まとめてみました。

❷ 健康やwell-beingへの貢献

　作業療法士の資格があると、健康やwell-beingに直接かかわるような部署に配属される傾向があります（例外もあり）。自治体の仕事とは、住民に対してサービスを提供することにあり、健康教室を企画したり、道路を整備したり、ゴミを清掃したりと多岐にわたっています。

　病院での作業療法と比べたとき、企画側に参画する機会が多いことが違いとしてあげられます。企画とは、たとえば健康教室の大規模な実施や健康に対するメッセージ発信など、病院や施設での作業療法とは違った内容となっています。一人ひとりへの細かいサービスも実施することができるほか、集団に対してサービスを企画できることは魅力だと思います。このような業務を通して、健康やwell-beingに貢献しているものと感じます。

❸ 作業療法士らしさを感じるとき

　自治体の中でも医師や保健師などの資格をもっている人が周りにいるため、特に医療的な知識をもっていることが重宝されることはありません。むしろ、配属先によっては、そのような知識を前提として会話が進んでいくことがあるため、勉強は不可欠だと思います。さらに、大学ではさらりとしか習わない法令関係は大変重要なため、当初は苦労することが多かったです。作業療法士らしさを感じるという点では、日常生活のサポートに関して助言を求められることが多いので、そのようなときにらしさを感じるかもしれません。

たまねぎOTからみた"自治体"での今後の活躍

　現在、行政機関の採用枠に作業療法士枠がある場合、大半は病院や施設で「作業療法」を担当するために募集されています。しかし、行政機関には作業療法の資格とスキルを活かすことができる領域が非常に多いと考えています。

　私は15年ほど自治体のバリアフリー協議会の委員を務めており、自治体職員、障害者団体のみなさん、保育園の保護者会のみなさんと一緒に地域のバリアフリーの普及・啓発を行ってきました。その経験を振り返ると、作業療法士は公園の遊具、道路の企画、バスの路線計画など、本当に多くのことにアイデアを提供できるのではないかと思います。ただ、作業療法士は元々、対個人を対象としたサービスに長けているため、大きな集団を理解しアイデアを提供する際には、別の領域の知識とスキルを学ぶ必要があります。

　このように、作業療法学以外の知識やスキルを学ぶ必要があると感じたら、学び直し、あるいは大学院への進学をするといいのではないかと思います。病院や施設での作業療法も同じですが、やはり大学など養成校で学んだことだけですべてに対応することはできず、常に私たちには学び直しと進化が求められます。

　作業療法学と違った学問を融合させることにより、また、新たな知識やスキルは生まれてくるものですから、もし行政機関に興味がある場合は、そのような知識を養成校の学生に還元することも忘れずにいてもらえたらと思います。

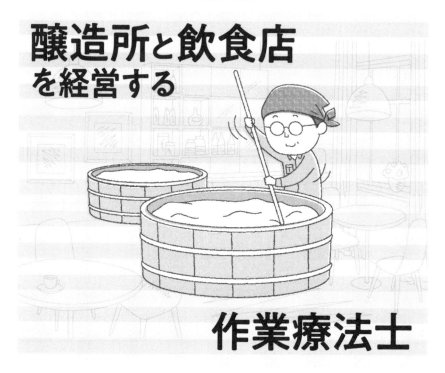

6-3 CHAPTER
醸造所と飲食店を経営する作業療法士
— OT in action —

　醸造所と飲食店を経営するBさんは、作業療法の業界では有名な方です。今回は私がBさんにインタビューを行いまとめたため、若干事実とは異なる点があるかもしれません。実際はどうなのか、あるいは本当はどうなのかを知りたい読者の方は、文末にお店を紹介しましたので、直接お店で尋ねてください。

❶ 作業療法士を目指したきっかけ

　Bさんは小学校のときにミニバスケットボールのクラブに所属しており、そのときに障害のある同年代の子と交流したのがきっかけだったそう。Bさんのクラブ顧問が支援級の担当ということもあり、その子も参加していたそうです。もともと、障害のある家族が身近にいたこともあり、その友人との交流には違和感もなかったとのことでした。ただ、その友人と一緒にトレーニングをしているとき、その子のことを過剰にほめている人たちが周りにいて、子どもながらに違和感を覚えたそうです。この違和感は、その後のアイデンティティの形成にもかかわる重要なものとなっていきました。

　中学校から高校にかけてさまざまな経験をしたそうですが、高校生活が最後になり、自分の進路を考えていたときに医療系の仕事を見つけ、さらに作業療法士も見つけたそうです。当時は作業療法の情報が少なかったのですが、自分で近くの大きな病院を訪問し、作業療法の見学まで行ったそうです。最終的に、元々絵などのアートが好きだったことや、小学校時の体験もあったことから、自分で作業療法士の養成校を選択しました。こうして、作業療法の道に入ることになったのです。

❷ 病院の常勤作業療法士として

　病院で作業療法士として勤務していたときは、積極的にさまざまな勉強会や院内勉強会に参加していました。特に、理学療法の技術をベースとした支援はよく勉強したなと思います。さまざまな勉強と臨床を通して、もっと環境や活動に参加できることはないかと考えるようになり、病院を退職して飲食店の経営に挑戦することにしました。

③ 飲食店と作業療法

　現在の仕事は、醸造所と併設の飲食店の経営を中心に行っています。すべてをひとりで行うというわけではなく、パートナーを見つけ、できるところを一緒に行っていくというスタイルをとっています。

　飲食店経営の上では、特に作業療法を前面に出すようなことはしておらず、そのような気もありません。この仕事に限らないのですが、別に作業療法士というのを前面に出す必要性はないと思っています。たまたま、私という人間がひとつの資格をもっているというだけなんです。ただ、作業療法の視点や考え方が、自分の価値観に影響を与えているのは確かです。だからといって、従業員や周りの人に作業療法の考え方を「押しつける」ようなことはなく、たまたま助言内容が作業療法の見方だったという程度だと思っています。

　お店にはさまざまな方に来てもらいたいと考えており、それはハンデキャップのある人も当然含まれます。ただ、お店を経営するということも熟慮しなければなりません。たとえば、広めのトイレを設置するためには４席をつぶして対応する必要があります。このことを踏まえ、トイレを設置するのか否かを検討することが求められます。

　ハード面の対応が無限に拡大していくことは、その気になれば作業療法の視点を使えば分析も解決もできると思います。しかし、そのような取り組みをしても解決しない問題だってあることも経験しています。だからこそ、お店に来られた人が、どういう意図をもって来られたのか、何時に電車に乗って、どこに帰っていくのかなど、そういったソフトの面からサポートできる準備をしていることが大切なのではないかと思います。

　現在は、非常勤で保育園に発達支援相談、先生へのサポートなどを行って

います。保育園の子どもたちをみていると、作業療法士がいればもっといい経験だったり、楽しい園生活を送れたりするのではないかと感じることがあります。保育園分野には、ひろがりの必要性を感じます。

④ 長い物には巻かれて、はみ出ろ

　私の座右の銘は「長い物には巻かれて、はみ出ろ」です。まずは、今やることを必死になって行うことが大切だと思います。実際、病院で作業療法士をしていた頃は、勉強会や研修会に時間を惜しまず参加していました。必死に取り組むということは、今やれることがないかを常に考えていくことでもあります。そういった取り組みを続けていると、もっとやれることがあるんじゃないかと自然に感じるわけです。そうすると、すこし、はみ出てみようとなるわけです。それによって前に進むこともできますし、また、もっとはみ出てみようと思うかもしれません。とにかく、挑戦することが大切なのだと思います。

 たまねぎOTより

　Bさんのインタビューを通して、作業療法士の考え方が当たり前であってほしいという言葉がとても印象的でした。この続きは、Bさんのお店でぜひ直接尋ねてみてください。
　▶店舗名：「浅草駒形　木花之醸造所」東京都台東区駒形2-5-5 B1

6-4 CHAPTER

美容関連分野で活躍する作業療法士

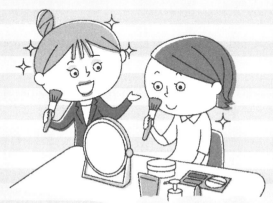

— OT in action —

① 美容関連で活躍する作業療法士は多い

　美容や身だしなみ（以下、美容関連）に関連する分野で活躍する作業療法士は、比較的多いのではないかと思います。作業療法士の同級生の数名は、この分野を専門に活躍されているのではないでしょうか。美容関連分野で活躍する方々は、大きく2つのグループに分類できるように感じます。

　ひとつ目のグループは、身だしなみに困っている対象者に対して法に則り

直接支援を実施している作業療法士の人々です。もうひとつのグループは、商品開発やコンセプトの普及・啓発など、対象者に対しては直接支援しない作業療法士の人々です。それぞれのグループが何を行っているかをお話しする前に、身だしなみ、特に化粧支援と作業療法についてまとめます。

❷ 作業療法と化粧

　世の中には、活動名を冠とした〜療法というものがあります。たとえば、音楽療法、園芸療法、化粧療法などは大変有名な療法ではないかと思います。実際、これらの療法は効果検証も行われており、ガーデニングがメンタルヘルスに効果があることや化粧療法が回復期リハビリテーション病棟に入院する患者の日常生活活動に改善があることが報告されています。作業療法も活動を用いる療法ですが、どのような違いがあるのか、説明します。

　活動名を冠とした各療法は、身体の状態やコンディションを改善すること、日常生活の網羅的改善といった生活機能の改善を目的に実施されることが多いようです。ちなみに、作業療法もこのような目的や目標に対して実践を行っています。

　一方、作業療法の特徴として、日常生活が安全かつ楽にできるようになることを目的に実施しますので、導入の段階で安全かつ楽にしたい活動に音楽、園芸、化粧が選択されなければ、作業療法で使用することはありません。作業療法士が前者の療法の使い方をするケースは、対象者が何もしたくないと考えているため、活動になかなかついてもらえないとき、以前に行ったことのある活動であれば、導入として利用する場合だと思います。

　いずれにしても、各療法と作業療法には違いがあるといえます。なお、各

療法と作業療法間には相互交流があり、今後さらにエビデンス検証が進められることが期待されます。

このような背景があるため、作業療法における化粧の位置づけは、化粧ができること、つまり、できるようになることが目的な日常生活として支援するケースが多いのではないかと思います。あまりご存じないかもしれませんが、特に病院に入院中はいわゆる「ノーメイク」がなかば当たり前（ときに強制的）となっています。これには理由があり、顔色がわかりにくくなることや、MRI等の検査をスムーズに行えないなど、医学的管理の観点からもノーメイクであってもらいたいからです。

一方で、病院には医学的管理のレベルがさほど高くない病棟もありますが、そのような場所でもノーメイクであることが求められることもあります。メイクはすべきだとは言いませんが、病院においても日常生活上にある、個人的な価値観はもっと大切にされてもいいのではないかと思います。

ときに医療者側により「長期に入院しているから化粧は必要ない」「高齢者だから化粧は必要ない」「化粧よりもトイレ支援のほうが重要である」といった価値判断がなされることも残念ながらあります。しかし、対象者の活動への思いをニュートラルに尋ねることが、作業療法の第一歩であります。私としては、病院での患者が化粧を行うことに、もっと理解と改善をしなければならないと考えています。

❸ 直接支援を行う作業療法士

現在、病院以外で身だしなみに支援を行っている方々は、個人で起業されている方、ボランティアで取り組まれている方です。これらの作業療法士は、

個人あるいは施設からの依頼によりサービスを提供しています。
　サービスの目的は、キレイになりたい、あるいは困っている化粧に対して助言を行うといった具合です。美容関係の学校やスクールに通い、美容に対するスキルも持ち合わせている方もいます。作業療法の支援では出来栄えの質をあげることにこだわらない場合もありますが、身だしなみ支援では出来栄えにもこだわっています。直接支援を行う作業療法士は、SNSで多くの情報を発信しているので、ぜひフォローしてください。

❹ 直接支援を行っていない作業療法士

　このグループの作業療法士は、企業に勤務し、商品開発や社会に対する提案などを行っています。企業に勤務する作業療法士は研究所に配属されていることもあり、大学との共同研究なども実施しているようです。商品開発や社会に対する提案もさまざまなようで、ダイバーシティの普及・啓発に取り組む作業療法士が会社で活躍しているようでした。
　美容関係の企業で活躍する作業療法士は、作業療法学だけではなくさまざまな学問を学んでいる傾向があります。大学院修了者も多く、作業療法学以外の分野で修了した方もめずらしくありません。もし、このような分野に興味がある場合、養成校のときから作業についてしっかり学び、自分がしたいことをしっかり言語化できるようになることが求められます。

たまねぎOT「ルックスケアと作業療法」

　私は大学と大学院で、ルックスケアについて研究と普及・啓発に取り組んでいます。日本ルックスケア医学会によると「ルックスケアとは疾病、傷害、事故などが原因で自分自身のルックス（見た目）に自信を失った人のために専門分野からのサポートにより、再び自信を取り戻すことを目的としたケア」と定義されています。

　また、私も所属するルックスケア研究会では、これに加えて、①専門職や当事者・家族が共に検討する、②対象にルックスを整えることが困難な人、③日常にルックスを整えることを取り入れる、④社会参加を促進の4点を追加しています。

　ルックスケアが必要な方として、がん治療中の方、リウマチの方、精神疾患の方、そのほか多くの病気や障害の方があげられます。近年、ルックスケアは多くの人に知られるようになり、学生の就職先の候補として「ルックスケアに取り組んでいること」もあげられるようになりました。まだまだ変化の途中かもしれませんが、10年後にはルックスケアが当たり前のように語られるとよいと思います。

6-5 CHAPTER

研究所で活躍する作業療法士

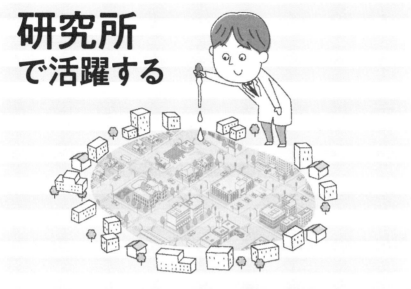

―― OT in action ――

　研究所にはさまざまなタイプがあります。設立者の違いとしては、自治体、教育機関、企業などがあり、設立母体の特性がそのまま研究所の違いとなっているように感じます。作業療法士による大学院学者は増加傾向にあり、作業療法士の高学歴化が進みました。研究所で活躍するためには大学院での学びが必須となりますが、修士以上の学位を有する作業療法士が研究所にどんどん挑戦しているようです。ここでは、研究所で活躍する作業療法士Cさんの日常を共有したいと思います。

❶ 現在の業務について

　私は現在、研究と研修を担当しています。研究に関しては、患者を直接支援することは少なく、どちらかというと地域という単位でかかわりをもっています。具体的には、大きな行政単位や自治体規模での研究プロジェクトへの参画があります。このプロジェクトでは、ケアの視点から対象者とケアの実践者、そして地域の人々に対して、どのように本人らしさを保ちながらケアを行うとうまくいくのかを研究しています。このように、私の研究は地域実践やケアに重点を置いているといえます。

❷ 仕事に必要な知識について

　養成校で学んだPerson-Environment-Occupation Modelを活かし、日常生活の中でその人の価値を尊重しながら、どのようにやりたいことを追求していくか、という視点をもって取り組んでいます。一方で、作業療法学の知識やスキルだけでは対応できない部分もあります。最近は疾患に対する医学知識や病型の細分化が進んでいるため、それらも勉強し続ける必要があります。

　実際、ケアを行う際には、病型との組み合わせも考慮されるようになっており、さまざまなパターンに対応できる知識が求められます。また、法律の中で求められる研究も重要ですので、関連法案や方針を常に把握し、時代のニーズに合った研究を行う必要があります。自分の興味・関心も大切ですが、日本の法制度を意識した業務が求められるのです。

③ 研究所での魅力について

　研究所の魅力として、厚生労働省や経済産業省からの情報が早く得られる点があげられます。また、自分の研究がエビデンスとなり、それが国の施策に反映されるかもしれないという期待感があります。病院勤務時よりも多様な人々とかかわる機会が増え、国の方や地域のスペシャリストと直接話すことができるのは、彼らが何を考えているのか知ることができるので非常に楽しいです。

　研究所によっては自治体と深くかかわり、データ収集や分析を行うこともあれば、施策提言に特化した研究所もあります。そのため、自分に合った研究所ややりたいことを事前に把握しておくことが重要だと感じています。

④ 作業療法士と感じるときはあるか

　私の業務遂行上の特徴として、日常生活の側面から思考を始める点があげられます。具体的には、課題は課題の問題として認識し、それに対する解決手段を検討することができる点が強みだと感じています。

　また、研究には多職種が参加しプロジェクトが進行しています。さまざまな立場の人々の意見をターゲットとする人々の生活の視点に置き換えて検討し、最終的な案に向けた意見集約ができている点も、作業療法士ならではだと思います。特に、ミクロの視点、つまり個人に対する研究においては、作業療法士の強みが発揮されると感じています。

たまねぎOTのまとめ

　近年の作業療法士による研究業績は素晴らしく、それらは若い方々によって発表されています。研究所に勤務するためにはそれなりの業績も必要になりますが、多くの若い方がその挑戦権を有していると思います。

　一方で、研究所は有期雇用であることが多く、業績もシビアに評価されるため、将来に対する不安定感は否めません。実際、私自身も有期雇用の期間が長かったのですが、やはり雇用形態は常に気になってしまい、1日1回はJREC-IN Portalで仕事の検索をしていました。

　研究所は政策提言にかかわる重要な場所です。研究者の待遇問題がニュースで取り上げられることも少なくないですが、これは作業療法士にもかかわる問題です。この分野でも安心して働くことができる仕組みが必要ではないかと感じました。

Part 7

10年後の作業療法士はこうなる！

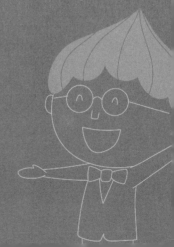

相変わらず作業療法士はマイナーだが、知っている人の数は微増している

1

1 作業療法士の「マイナーさ」は変わらない

　10年後、作業療法士が大変有名な存在になっているかを考えてみました。私の答えは「ノー」でした。これが「残念ながら」なのかはわかりませんが、少なくとも、作業療法士が誕生してからこれまで一度も有名になっていませんので、おそらく変わらないのではないかと思います。きっと、10年後も作業療法学科は手を替え品を替え、広報活動をがんばっているでしょう。

　ところで、私たち作業療法士はメジャーな存在を目指す必要があるのでしょうか。もし、メジャーになれば「Part2　今こそ世間に伝えたい！　作業療法士あるある」で示したようなことは、もしかすると世の中から消えてしまうかもしれません。しかし、それが本当に作業療法にとってよりよいことなのでしょうか。これは非常に難しい問題だと思っています。知名度が上がることが歓迎されますが、仕事内容まで万人が説明できるようになることが果たしてよいのか、正直わかりません。

　作業療法士の仕事を最もシンプルに伝えるなら「日常生活をサポートすること」です。ここまで、この本をお読みいただいた方であれば、このことにはコンセンサスをもてると思います。しかし、日常生活をサポートする専門

職は山ほどいます。つまり、作業療法士の本質を知ってもらわなければ、埋没していく可能性があります

　したがって、作業療法士が目指すところは、「名前は知っているけど、やることは謎」くらいがよいのかもしれません。さまざまなことを考えると、作業療法士はマイナーのままのほうがよいだろうと思います。

2 病院や施設と新領域の連携は不可欠

　では、作業療法士がこの10年間で目指すことはどこにあるのでしょう。私は、作業療法の技術向上と職域の拡大を並行して実践することだと思います。作業療法の技術向上と職域の拡大は、円環性の関係になっていると思います。

　近年、小学校における作業療法士導入がホットな話題となっています。2024年8月18日の中日新聞に、「作業療法士（OT）が学校を定期的に訪問し、子どもの学習のつまづきや生きづらさに寄り添う取り組みを岐阜県飛騨市が進めている」との記事が掲載されました。この取り組みは非常に画期的で、作業療法士が日常生活をサポートする専門職として広く社会に受け入れられた事業だといえます。なお、中日新聞には「そもそもOTという職業は、国内であまり認知されていない」と丁寧に書いてくださっていました（笑）。個人としては、この紹介は大好きです。

　では、なぜ飛騨市は作業療法士を採用したのかを勝手ながら考察しますが、おそらく病院や施設で発達領域の作業療法士が技術向上に取り組んでいたから採用されたのだと考えています。「Part6　転職しちゃった人たち！私たちがハマった作業療法の魅力」で紹介したように、作業療法士は職域をどんどん広げているため、今後は学校領域での知識やスキルも蓄積されてい

くと思います。

　新領域で活躍する方々には、病院や施設における最新の知識やスキルを継続して習得してもらえたらと思います。その習得した知識やスキルは、いずれ新領域でも役に立つのではないかと思います。

3　知っている人は微増してほしい

　作業療法士は、どの時代にあっても、どんな領域にあっても、常に社会的に弱い立場にある人をサポートしていることに変わりはありません。私たちの存在が広く知られることは、それだけ日常生活にサポートを必要とする人が増加していることを意味するため、社会にとっては好ましくないかもしれません。

　しかし、作業療法士としては、やっぱりもう少し知っている人が増えてほしいと感じます。ではどうするか。明日から自己紹介のときに「リハビリの仕事です」をやめて「作業療法士です」としっかり伝えることから始めてはどうでしょう？

　この自己紹介では、後に大量の説明をしなければならないことをPart2で伝えましたが、すべては社会のため、後輩のためなのです。知っている人を微増させるために、みなさん、自己紹介をがんばっていきましょう!!

病院以外の領域でも
健康づくりをサポートしている

1 生活行為向上マネジメント

　みなさんは、生活行為向上マネジメント（Management Tool for Daily Life Performance: MTDLP）をご存知でしょうか。日本作業療法士協会によると、生活行為向上マネジメントの実践で生活行為向上を図り、個人・地域の「自助」「互助」を高めるとしています。MTDLPも作業療法を進めるための進め方のひとつで、最もわかりやすく日常生活のサポート方法を説明したモデルでもあります。

　現在、作業療法士の養成校ではこのMTDLPを学ぶ機会を必ず有しているほか、作業療法士の国家試験出題基準にもなっています。また、日本作業療法士協会がMTDLP普及に尽力しており、大半の作業療法士がMTDLPとは何か理解しています（おそらく）。MTDLPは、現代の作業療法士の仕事とは何かを考える上で重要な鍵となっています。

2 短期集中型作業療法の比重アップ

　作業療法士のサービスは、継続利用と短期集中利用に分けることができま

す。継続利用の作業療法は、疾患や障害に対する治療も含めながら日常生活をサポートする場合に用いられ、病院や施設、訪問リハビリテーションなどが該当します。一方、最近は短期集中利用の作業療法も拡大しつつあります。この短期集中型作業療法は、今後、作業療法の発展に貢献するのではないかと考えています。

　日常生活のサポートを第一とした場合、人・活動・環境の特徴を包括的に評価し、支援を決定するため、日常生活に改善をもたらすまでの期間が短くて済むことが多くあります。したがって、日常生活だけの改善に焦点をあてた場合、十分、短期集中型の支援で事足りることがあります。

　実際、私が実践している支援では、作業療法士による直接のかかわりは1回限りですが、他の専門職によるその後のサポートによって、2か月後に日常生活が改善する傾向が出ています。また、前に紹介した学校作業療法は巡回による支援を行っていましたが、これも一種の短期集中型作業療法といえるでしょう。このように、従来にはなかった形での支援が重要となっているのです。

　一方で、短期集中型作業療法は対象者の人数増減が大きいため、それだけでは経営上の厳しさがあるように思います。現在、介護予防領域には、リハビリテーション活動支援事業というものがあります。これは自治体がリハビリテーション専門職を招聘し必要な支援を提供する仕組みで、病院に勤務する作業療法士が非常勤として関与するケースもあります。現在はこのような援助を受けて短期集中型作業療法は成り立っています。今後、どのような形で短期集中型作業療法を普及拡大すればいいか明確な回答は持ち合わせていませんが、少なくともその必要性は揺るがないと感じます。

3 会社内でも作業療法士による健康増進を

　作業療法士は、会社の社員を対象とした健康増進にも貢献できると考えています。企業とそこで働く従業員には労働安全衛生法により、医師による健康診断が義務づけられています。また、カウンセリングを受ける機会などもあり、現在もすでに健康管理のためのツールは多く準備されているといえます。それでは、作業療法士が会社にいることで、どのように健康増進に貢献できるのでしょう。

　作業療法士の主な想定役割は、本人と業務とのミスマッチを発見し、健康悪化につながらないよう支援することです。作業療法士による作業遂行評価は、基本的に出来栄えをあまり考慮していません。たとえば、インスタントラーメンをつくることを評価したとき、お湯の量が多かったことや麺の茹で時間がながいことは採点対象ですが、その味は評価しません。きっと、美味しくはないのだとは想像つきますが。これと同じことが、業務とのミスマッチ評価でも当てはまります。つまり、メールを書くのが遅いとか、資料に気がつかないといったことは評価しますが、出来を評価することはしないのです。

　さらに、対象者が課題実践時の問題点や強みを認識していたかを体系的に評価することができ、それに基づき支援計画を立案することもできます。そのような作業療法士の支援により、対象者は今よりも快適に仕事に従事することができるのではないかと思います。一方で、作業療法士の支援は業務業績を改善するためには行っていませんので、業績が変わるとはいえないと思います。

　最近はジョブ型や能力主義の傾向が強いため、作業療法士のコンセプトが受け入れられないかもしれませんが、仕事を人生の中心としていない方々にとっては、心強いサポーターになれるのではないかと考えます。

作業療法士は、
作業を分析できれば
どこに行っても活躍できる
3

1 根本的な問題を解決していない作業療法士の支援

　作業療法士の強みは、徹底的に「個」にこだわったサポートをすることにあると思います。作業療法士の強みは、社会問題から生じた個別の問題を分けて解決できる点にあります。社会で生活していると、一定数の人々が何らかのバリアによって活動が行えていない場合があります。たとえば、段差があり通路が狭いため入店できない、満員電車に乗ることができないなど、例はたくさんあります。

　作業療法士はそういった個別事例に注目し、社会の問題として放置せず、なんとかその活動を行うことができないか検討します。おそらく、上記の問題例に対しても、作業療法士は対象者の方と一緒に何らかの解答を導き、活動に参加できるよう支援すると思います。

　作業療法士による支援は、根本的な問題が解決しない場合もあることが特徴です。先の例では、建物のバリアや満員電車といった根本的な問題は一切解決していません。これは病院や施設でも似たような傾向があり、日常生活の遂行が劇的に改善しても、運動障害はさほど改善していないということがあります。もちろん、作業療法士だって根本的な問題の解決を望んでいて、

その解決に向けてできる限りのことは取り組んでいます。しかし、そういった根本的な問題を解決しようと大半の労力を注力してしまうと、個人に対する日常生活のサポートがおろそかになってしまいます。

繰り返しお伝えするように、日常生活はわずかな工夫や調整で改善できる可能性を秘めているので、作業療法士はそちらに労力を注ぐ必要があるのです。このように、作業療法士は、根本的な問題の解決を他の専門職に委ねる勇気を持ち合わせているのです。

2 作業を分析できれば、どこに行っても活躍できる

作業療法士の強みは、なんといっても「作業を分析できる」ことだと思います。作業分析を専門とすることで、どんな領域でも活躍できると思います。人はどんな作業を好み、何をしたい／必要としているのか（それはなぜか）を知り、どこで、あるいはいつ、その作業を行うのか知り、どのように実践するか複数提案する。どのような領域で働いてもそこには「活動・作業」があるため、作業療法士は必要とされるでしょう。

では、作業分析だけができればよいかといえば、そうとは限りません。前提には、人の分析ができること、活動の分析ができること、環境の分析ができることがあります。この3条件を満たした上で作業分析ができれば、どこに行っても活躍できるでしょう。そして、この「分析のアルゴリズム」こそが、AIにとって変わられない専門職としての強みだといえます。

おそらく、AIに機械学習をさせることで最適解案を出す試みがなされるでしょう。しかし、対象は人間ですから、常に予測と同じ行動をとるとは限りません。さらに、その人の関心を明らかにすることも、そう簡単なことではありません。実際、インターネットでただ一度検索しただけなのに、ネット

広告にずっと関連広告がでることにうんざりすることがあります。さらに、関心を明らかにする際にAIを利用するにしても、ネットリテラシーがなければできないでしょう。どこまでいっても、人間対人間のようなアナログ対応は不可欠なのです。

　私たち作業療法士の存在意義は、人々が日常生活に参加できるようサポートすることです。今後、こんな領域でも⁉という作業療法士が誕生することを楽しみにしています。

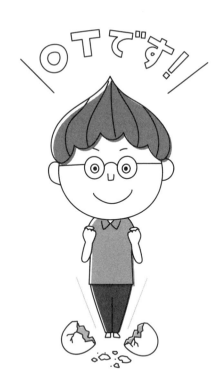

［参考文献］
- 古山千佳子，吉川ひろみ，髙木雅之，引野里絵，松田かほる：School AMPS を用いた作業療法の試み．作業療法29(6)：780-788，2010．
- 髙木雅之，引野里絵，古山千佳子，吉川ひろみ：保育園での作業療法士による評価と相談―School AMPS と COPM を用いて―．作業療法31(1)：32-40，2012．
- 吉川ひろみ：「作業」って何だろう 第2版 作業科学入門．医歯薬出版，2017．
- 石橋仁美：「化粧」への支援が女性としての生活を豊かにする―誰でも簡単に綺麗になれる化粧方法の開発―．日本衣服学会誌56(2)，61-62，2013．
- 小林隆司，伊藤祐子，石橋 裕：学童保育における障害をもつ児童の受け入れ状況とリハビリテーション専門職による支援ニーズ．作業療法36(1)：109-112，2017．
- 石橋仁美，石井良和，石橋 裕，髙田夕実，井ノ上礼子：生活と化粧を関連づけた社会参加支援プログラムの開発に関する予備的研究．日本作業療法研究学会雑誌20(2)：9-15，2017．
- 小林法一：平成28年度老人保健健康増進等事業「介護予防・日常生活支援総合事業における効果的な IADL 改善プログラムの開発に関する研究事業」別冊．首都大学東京，2017．
- 石橋 裕，小林法一，小林隆司，村井千賀，長山洋史：訪問型・短期集中予防サービス（サービス C）が有効であった事例．作業療法37(6)：690-696，2018．
- 由利禄巳，川上幸子，髙畑進一，辻 陽子：福祉の現場から―地域在住虚弱高齢者の介護予防における活動や参加の向上を目指す生活目標設定に関する研究―．地域ケアリング20(5)：70-74，2018．
- 石橋 裕：生活行為の評価と支援の実際．日本老年療法学会誌1：1-5，2022．
- 古田憲一郎，石橋裕，橋本美芽，平松恭介，平野瑞佳：心のバリアフリー評価表試作版の開発．福祉のまちづくり研究26：21-30，2024．
- 一般社団法人日本作業療法士協会：9月25日は作業療法の日．
  https://www.jaot.or.jp/ot-day_2022/(2024.10.1 accessed)
- Kielhofner G・編著（山田 孝・監訳）：人間作業モデル―理論と応用― 第4版．協同医書出版社，2012．
- World Federation of Occupational Therapists. Definitions of Occupational Therapy.2018. file:///C:/Users/PCUser/Downloads/Definitions-of-Occupational-Therapy-from-Member-Organisations-LINKS-Update-11022020.pdf.(2024.10.1 accessed)
- Fisher AG, Jones KB. Assessment of Motor and Process Skills. 7th edition, Revised, Vol. 1:Development, Standardization, and Administration Manual. Fort Collins: Three Star Press, 2012.
- Fisher AG. Occupational Therapy Intervention Process Model: A model for planning andimplementing Top-down, Client-centered, and Occupation-based interventions. Three Star Press,Fort Collins, CO, 2009.
- 竹林 崇：上肢運動障害の作業療法―麻痺手に対する作業運動学と作業治療学の実際―．文光堂，2018．

[著者プロフィール]

石橋　裕（いしばし ゆう）／作業療法士
東京都立大学 健康福祉学部 作業療法学科 准教授

専門は地域作業療法学。研究テーマはがん患者のルックスケア支援、地域作業療法の効果検証、心のバリアフリーの構造検証など。日本老年療法学会理事、ルックスケア研究会理事。

作業療法士のトリセツ
誰だ？ どこだ？ なにしてる？
ちょっと不思議で魅力ある職業

2024年11月30日　初版発行

著　者●ⓒ石橋　裕　ISHIBASHI Yu
発行者●田島英二
発行所●株式会社 クリエイツかもがわ
　　　　〒601-8382 京都市南区吉祥院石原上川原町21
　　　　電話 075（661）5741　FAX 075（693）6605
　　　　https://www.creates-k.co.jp　郵便振替 00990-7-150584
デザイン●菅田　亮
印　刷　所●モリモト印刷株式会社
ISBN978-4-86342-381-7 C0037　printed in japan

本書の内容の一部あるいは全部を無断で複写（コピー）・複製することは、特定の場合を除き、著作者・出版社の権利の侵害になります。

好評既刊本

すべての小中学校に「学校作業療法室」
飛騨市の挑戦が未来を照らす

塩津裕康/監修　大嶋伸雄・都竹淳也・都竹信也・青木陽子・山口清明・奥津光佳/編著

日本初!!　心と身体と社会をつなぐ専門家・作業療法士が常駐―教員の負担を減らしながら発達の悩みに寄り添う学びで「できる」を増やす。少子高齢化・過疎化が著しい小さな自治体の先駆的挑戦！誰も取りこぼさないHIDA-MODEL。　　　2200円

子どもと作戦会議 CO-OP アプローチ™入門
塩津裕康/著

子どもの「したい！」からはじめよう――CO-OP（コアップ）とは、自分で目標を選び、解決法を発見し、スキル習得を実現する、子どもを中心とした問題解決アプローチ。子どもにとって大切なことを、子どもの世界で実現できるような取り組みで、「できた」をかなえる。カナダで開発されたアプローチを日本で初めて紹介！　　　2420円

こどもと家族が人生を描く 発達の地図
山口清明・北島静香・特定非営利活動法人はびりす/著

理想的な家族像にとらわれた家族の悩みはつきない。発達段階ごとの問題が次々とやってくる。多くの発達相談を受けてきた作業療法士がつくりあげた『発達の地図』。3つの道具と9つの質問で自分と対話し、1枚の「地図」を描くだけで、こどもと家族の未来は希望に輝く！　　　2970円

みんなでつなぐ読み書き支援プログラム
フローチャートで分析、子どもに応じたオーダーメイドの支援

井川典克/監修　高畑脩平、奥津光佳、萩原広道、特定非営利活動法人はびりす/編著

くり返し学習、点つなぎ、なぞり書きでいいの？　一人ひとりの支援とは？　読み書きの難しさをアセスメントし、子どもの強みを活かすオーダーメイドのプログラム。教育現場での学習支援を想定、理論を体系化、支援・指導につながる工夫が満載。　　　2420円

運動の不器用さがある子どもへのアプローチ
作業療法士が考えるDCD（発達性協調運動症）

東恩納拓也/著

運動の苦手な子どもたちがもっと楽しく生活できるように。運動の不器用さがあることは、障害や問題ではありません。DCD（発達性協調運動症）の基本的な知識から不器用さの捉え方、アプローチの流れとポイント、個別と集団の実践事例。　　　2200円

いちばんはじまりの本　赤ちゃんをむかえる前から読む発達のレシピ
井川典克/監修　大村祥恵、町村純子、特定非営利活動法人はびりす/編著

あじわい深い子育てをみんなで楽しむ"いちばんはじまりの本"助産師・保健師・作業療法士・理学療法士・言語聴覚士・保育士・医師・市長・市議会議員・家族の立場、みんなで描く"こどもがまんなかの子育て"。胎児期から学童期までのよくある相談を見開きQ&Aで紹介！　　　2200円

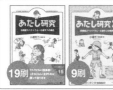

| あたし研究　　自閉症スペクトラム～小道モコの場合 | 1980円 |
| あたし研究 2　自閉症スペクトラム～小道モコの場合 | 2200円 |

自閉症スペクトラムの当事者が「ありのままにその人らしく生きられる」社会を願って語りだす―知れば知るほど私の世界はおもしろいし、理解と工夫ヒトツでのびのびと自分らしく歩いていける！

https://www.creates-k.co.jp/

好評既刊本

地域作業療法ガイドブック　子ども編
小林隆司／監修　佐々木将芳・糸山智栄・藤﨑咲子・田中雅美／編著

「学童保育×作業療法士」から始まった地域連携のムーブメント！いまや保育所・幼稚園、特別支援教育だけでなく通常学校、放課後等デイサービス…豊富な実践事例をガイドに、あなたも「地域作業療法×多職種連携」に取り組もう!!
2640円

子ども理解からはじめる感覚統合遊び
保育者と作業療法士のコラボレーション
加藤寿宏／監修　高畑脩平・萩原広道・田中佳子・大久保めぐみ／編著

10刷

保育者と作業療法士がコラボして、保育・教育現場で見られる子どもの気になる行動を、感覚統合のトラブルの視点から10タイプに分類。その行動の理由を理解、支援の方向性を考え、集団遊びや設定を紹介。
1980円

乳幼児期の感覚統合遊び
保育士と作業療法士のコラボレーション
加藤寿宏／監修　高畑脩平・田中佳子・大久保めぐみ／編著

9刷

「ボール遊び禁止」「木登り禁止」など遊び環境の変化で、年齢別の身体を使った遊びの機会が少なくなったなか、保育士と作業療法士の感覚統合遊びで、子どもたちに育んでほしい力をつける。
1760円

学童期の感覚統合遊び
学童保育と作業療法士のコラボレーション
太田篤志／監修　森川芳彦×角野いずみ・豊島真弓×鍋倉功・松村エリ×山本隆／編著

画期的な学童保育指導員と作業療法士のコラボ！
指導員が2ページ見開きで普段の遊びを紹介×作業療法士が2ページ見開きで感覚統合の視点で分析。子どもたちに育んでほしい力をつける！
2200円

「学童保育×作業療法」コンサルテーション入門
地域に出よう！ 作業療法士
小林隆司／監修　八重樫貴之・佐藤葉子・糸山智栄／編著

子どもの特性、環境、友だち、支援者の関わりをコンサル20事例で学ぶ。
子ども理解と放課後の生活、作業療法コンサル理論入門と実際。これであなたも地域で活躍できる！
2420円

「届けたい教育」をみんなに　続・学校に作業療法を
仲間知穂・こどもセンターゆいまわる／編著

「届けたい教育」に焦点を当てた取り組みで、安心して協働する親と先生、自らの学びに参加する子どもたち。人々の生活を健やかで幸せにする──沖縄発「学校作業療法」が日本の教育を変える！
3080円

学校に作業療法を
「届けたい教育」でつなぐ学校・家庭・地域
仲間知穂・こども相談支援センターゆいまわる／編著

作業療法士・先生・保護者がチームで「子どもに届けたい教育」を話し合い、協働することで、子どもたちが元気になり、教室、学校が変わる。
2420円
3刷

https://www.creates-k.co.jp/

好評既刊本

居場所づくりから始める、ごちゃまぜで社会課題を解決するための不完全な挑戦の事例集
濱野将行／編著　高橋智美・上田　潤・萩原涼平・橋本康太／著

高齢者・不登校……。社会の孤立・孤独に居場所づくりで挑戦する若者。何がきっかけで始めたのか、一歩目はどう踏み出したのか。どんな事業をおこない収益はどうなっているのか……。答えがまだない挑戦の「はじめの一歩」事例集。　　　　　　　　　　　　　　1980円

ごちゃまぜで社会は変えられる　地域づくりとビジネスの話
一般社団法人えんがお代表 濱野将行／著　2刷

作業療法士が全世代が活躍するごちゃまぜのまちをビジネスにしていく物語。
地域サロン、コワーキングスペース、シェアハウス、地域食堂、グループホーム。徒歩2分圏内に6軒の空き家を活用して挑んだ、全世代が活躍する街をビジネスで作る話。
1980円

働く人と「ともに創る」作業療法
元廣　惇・藤井寛幸／著

「職業病」という社会課題に挑戦し働く人とともに紡いだ「共創の物語」。これまでのベンチャー概念を無視し、多くの方と事業を共創し、地方であることを強みとした作業療法の観点を社会実装する「地域共創型ベンチャー」。「ともに幸せな未来を描く」ビジョンで、健康経営の文化を創る！　　　　　　　　　　　　　　　　　　　　　　　　　　　　　　　3300円

私が私として、私らしく生きる、暮らす
知的・精神障がい者シェアハウス「アイリブとちぎ」　河合明子・日髙愛／編著 2刷

栃木県のごくごく普通の住宅街にある空き家を活用したシェアハウス。元キャリアコンサルタントと作業療法士の異色コンビがお金を使わず知恵を使う、誰もが使いやすい環境整備、対話のある暮らしやポジティブフィードバック……。障害をかかえた彼女・彼らが主人公で、あたり前に地域で暮らすためのヒントが満載。　　　　　　　　　　　　　　　　2200円

ヤングでは終わらないヤングケアラー
きょうだいヤングケアラーのライフステージと葛藤　仲田海人・木村諭志／編著 3刷

閉じられそうな未来を拓く──ヤングケアラー経験者で作業療法士、看護師になった立場から作業療法や環境調整、メンタルヘルスの視点、看護や精神分析、家族支援の視点を踏まえつつ、ヤングケアラーの現状とこれからについて分析・支援方策を提言。　　　　2200円

子ども・若者ケアラーの声からはじまる
ヤングケアラー支援の課題　2刷
斎藤真緒・濱島淑恵・松本理沙・公益財団法人京都市ユースサービス協会／編

事例検討会で明らかになった当事者の声。子ども・若者ケアラーによる生きた経験の多様性、その価値と困難とは何か。必要な情報やサポートを確実に得られる社会への転換を、現状と課題、実態調査から研究者、支援者らとともに考察する。　　　　　　　　　　2200円

ゾーンを使った情動・行動調節
自分の行動と心をコントロールする力を育むカリキュラム
リア・M・カイパース／著　森由美子／訳

自分の気持ち、注意力・集中力のレベルを、赤・青・緑・黄色の「ゾーン」で可視化し、自分の行動と心を理解する。自分のゾーンを知れば、対処法がわかる。
【ダウンロードワークシート付き】　　　　　　　　　　　　　　　　　　　　　　3960円

https://www.creates-k.co.jp/

好評既刊本

A-QOA（活動の質評価法）ビギナーズガイド
認知症のある人の生活を豊かにする21の観察視点と20の支援ポイント
小川真寛・白井はる奈・坂本千晶・西田征治／編著

支援者の「意味のある活動を見つけたい」「活動の意義や成果を示したい」をかなえ、本人の心が動く活動の「いい感じ！」を数値化できる！ 作業療法士が「活動の質」に注目して研究、考案をし、活動の質評価法を開発。セラピーやケアの向上も期待できる評価法の入門書。　3080円

あなたの介護は誰がする？　介護職員が育つ社会を
川口啓子／著　**2刷**

親の介護が終わったとき、ふと思った。私の介護は誰がするんだろう…と。介護をめぐる最も深刻な問題、それは介護職員不足、担い手不足。国家資格である介護福祉士の養成校は激減、専門職の育成は窮地に立たされ、人手不足が続く施設・事業所の撤退は相次ぎ……。家族介護は終わらない?!　1870円

老いる前の整理はじめます！
暮らしと「物」のリアルフォトブック
NPO法人コンシューマーズ京都／監修　西山尚幸・川口啓子・奥谷和隆・横尾将臣／編著　**3刷**

最期は「物」より「ケア」につつまれて――自然に増える「物」。人生のどのタイミングで片づけはじめますか？　終活、暮らし、福祉、遺品整理の分野から既存の「整理ブーム」にはない視点で読み解く。リアルな写真満載、明日に役立つフォトブック！　1650円

認知症になってもひとりで暮らせる
みんなでつくる「地域包括ケア社会」
社会福祉法人協同福祉会／編

医療から介護へ、施設から在宅への流れの中で、これからは在宅（地域）で暮らしていく人が増えていく。人、お金、場所、地域、サービス、医療などさまざまな角度から、環境や条件整備への取り組みをひろげる協同福祉会「あすなら苑」（奈良）の実践。　1320円

人間力回復
地域包括ケア時代の「10の基本ケア」と実践100
大國康夫／著　**6刷**

施設に来てもらったときだけ介護をしてればいいという時代はもう終わった！ あすなら苑の掲げる「10の基本ケア」、その考え方と実践例を100項目にまとめ、これからの「地域包括ケア」時代における介護のあり方、考え方に迫る。　2420円

まるちゃんの老いよボチボチかかってこい！
丸尾多重子／監修　上村悦子／著

兵庫県西宮市にある「つどい場さくらちゃん」。介護家族を中心に「まじくる（交わる）」場として活動を続けてきた著者が、ある日突然、介護する側から介護される側に！立場がかわってわかったことや感じたこと、老いを受け入れることの難しさ、大切さを語ります。　2200円

シェアダイニング
食とテクノロジーで創るワンダフル・エイジングの世界
日下菜穂子／著

超高齢社会における孤立・孤食の問題を背景に、食を通して喜びを分かち合い、個を超えたつながりをアートフルに生成する。リモート・対面の食の場での空間・道具・活動のデザインとそれを支えるテクノロジー開発の軌跡をたどる。　2200円

https://www.creates-k.co.jp/